VIVRE MIEUX
ET GUÉRIR
PAR LES COULEURS

« *Espaces Libres* »

ANDRÉE SCHLEMMER

VIVRE MIEUX ET GUÉRIR PAR LES COULEURS

Albin Michel

Collection « Espaces Libres »
dirigée par Marc de Smedt

22, rue Huyghens, 75014 Paris

ISBN : 2-226-05180-5
ISSN : 1147-3762

Pour Jean.

REMERCIEMENTS

Aux maîtres bien différents qui m'ont poussée à prendre des risques de vie, et à ceux qui me supportent quand ces risques dépassent mes possibilités, merci.

Merci aussi aux créateurs connus ou cachés qui nous inspirent, aux amis précieux.

À tous ceux qui sont en recherche avec nous, ceux qui ont suivi les cours, ceux qui ont fait part de leurs expériences, ceux qui ont participé, de près ou de loin, à la mise en forme de ce livre, il est aussi leur livre, celui d'un ensemble.

L'apport de chacun a mis en œuvre quelque chose de très inventif qui déploie un champ nouveau de relations.

À Anne Brugger qui nous a ouvert son École de Yoga à Genève pour une expérience approfondie de groupe, des échanges fertiles et une analyse des résultats.

À Nicole Tournaire qui, dès le début, a cru «au livre» et a donné forme au manuscrit.

Ma gratitude à Jean pour sa compréhension, son sens des couleurs même dans la nourriture, le soin qu'il a pris de notre maison jusqu'à la fin.

À Aria Molineaux pour la joie du travail partagé et pour les vols d'oiseaux dont elle illustrait notre courrier.

CHAPITRE I

L'APPROCHE LUMIÈRE-COULEURS

Un jour, sur une route allant vers la Bretagne, un jour tout ordinaire, la vision* s'est imposée. Quelques secondes probablement de claire vision, trois ou quatre mots notés au vol sur un feuillet minuscule, la certitude tout de suite que, cette fois, ce n'est pas moi qui ai trouvé quelque chose mais que quelque chose de grand m'a trouvée. De ce moment sans voile est sortie la pratique du jeu de la lumière et des couleurs en nous, objet de ce livre.

Cette vision qui a donné l'impulsion et la direction, suivie un peu plus tard d'un rêve, et les éléments patiemment engrangés par une longue observation dès l'enfance sur les curieux effets de grisaille qui viennent ternir les gens et les choses, tout ceci a passé dans un enseignement et dans la pratique du jeu lumière-couleurs. Depuis dix ans, des centaines de personnes de tous âges s'y sont mises.

Ce livre essaie de rendre compte de ce que nous avons découvert en abordant la couleur, en nous rendant particulièrement attentifs à l'action de la lumière dans la couleur, avec ce que cela entraîne ensuite dans notre manière de vivre, de vibrer* la couleur, notre couleur. Il s'agit bien d'une recherche ensemble, d'une ré-orientation et non pas d'une théorie nouvelle, ré-orientation dans laquelle les physiciens actuels par leurs découvertes sur l'énergie, et les peintres avec leur inépuisable exploration dans les profondeurs de la cou-

---

* Pour les mots suivis d'un astérisque, voir le *Glossaire* p. 267.

leur, nous servent souvent de points de repère, là où une intuition sûre fait défaut. Car plus l'observation est subtile, plus il importe de garder en main le fil d'or, et pour ceci les découvertes des uns et des autres sont précieuses.

Approche subtile, approche joyeuse, car la couleur nous pousse en plein dans les courants de vie et nous y porte. Pratique qui nous fortifie par la découverte que nous sommes bien « tenus par la lumière ». Cette réalité, parfois, apparaît en un éclair, mais elle prend forme et consistance au cours de longs « travaux ».

Par le fait que notre rapport à la lumière* est l'objet réel de cette approche particulière, ce sont nos sens intérieurs* qui sont sollicités, notre intuition qui s'approfondit, la capacité de nous ouvrir silencieusement à....

Ce livre ne prouve ni ne démontre rien. C'est une invite, en laissant de côté, pour un temps au moins, scepticisme et critiques de détail, à retrouver le goût, la joie de cet héritage naturel à tous : *la couleur vivante.*

LA VISION

Certaines visions sont si lumineuses dans leur évidence qu'on sait au moment même qu'elles sont « données ». Souffle d'abord suspendu, puis déployé, on sent monter en soi un sentiment de gratitude et de respect que le temps n'use pas.

Pensez à certains moments particuliers de vision claire. Ce qui la distingue d'autres approches, c'est qu'elle est porteuse d'une vie pure, intense, intouchée, qu'elle est un tout, à prendre ou à laisser.

La laisser est facile : de bonnes raisons et de bons conseils superficiels ne manquent jamais pour renvoyer une vision sous prétexte qu'elle est illusion. La laisser résonner en nous ? Alors elle nous engage et c'est elle qui donne le ton : non pas un mode d'emploi, mais une impulsion et l'indication d'une direction. À nous d'inventer le cheminement.

Cette prise en compte de la vision ne nécessite ni justification, ni explication. «Je ne peux pas défendre quelque chose qui m'a été donné», répondait Karl Stockhausen à quelqu'un qui le pressait de justifier une œuvre née pour lui d'une vision. Accepter la vision, c'est tenter de la vivre, de lui donner forme concrète, parfois de la dire aussi fidèlement que possible.

Mais est-ce possible ? Alors même qu'elle s'est produite sur une route ordinaire, un jour ordinaire ? Essayons tout de même.

D'abord, en ouverture, des paroles rythmées comme des déclarations : « Tout est lumière. » / « Il n'y a que lumière. » / « Nous sommes enfants de la lumière. » Puis, un contrepoint d'images éblouissantes et de déclarations : je vois une série de colonnes immenses, cannelées, transparentes, étincelantes, et en même temps substantielles, d'une sorte de « substance-lumière ». Ces colonnes sont disposées dans un certain ordre.

J'entends alors : « Et cette lumière s'organise en colonnes, en fûts de lumière, qui font l'ordre du monde. »

Descendant le long de ces colonnes de lumière (dont je ne peux dire ni la hauteur ni le diamètre tant tout se tient à une autre échelle que la nôtre), je vois qu'elles prennent appui sur des soubassements cubiques, socles faits de la même substance-lumière, et que ceux-ci s'enfoncent bien au-dessous du niveau où nous vivons, nous les humains.

Des mots se précisent : « Les fondations mêmes de notre univers. » Dans la profondeur, cette substance-lumière brille d'un éclat sombre. Oui, l'univers est soutenu par ces piliers de lumière organisée.

Jusque-là, je vois une architecture du monde. Vision solennelle et simple dans sa grandeur, hors des normes humaines. Puis il y a une sorte de saut et je remarque alors que ces piliers, ces socles étincellent de mille feux de toutes les couleurs pures. Chaque arête fulgure et lance dans l'espace des feux crépitant de couleurs. La substance des colonnes c'est la lumière, et l'éclat qui nous la rend sensible, ce sont ces feux. Lumière-couleurs indissociables. Couleurs issues de la lumière. Un grand jeu lumière-couleurs au-dessus de nous, autour de nous et au-dessous de nous. Tout est vibrations et courants de vie.

Une phrase encore : « Et la lumière nous éduque par la couleur. »

Ceci pour la vision elle-même, relatée aussi fidèlement que possible, bien que je ne puisse rendre compte de l'impalpable : présence, volume, intensité de vie et surtout le caractère de simultanéité, tout arrivant là en même temps. Dans ce monde de la lumière, fondateur du nôtre, tout est vivant, tout vibre et se répond. Chaque élément est à la fois défini et participe à un jeu d'ensemble*.

« *Tout est lumière.* » / « *Il n'y a que lumière.* » / « *Nous sommes enfants de la lumière.* » / « *La lumière nous éduque par la couleur.* »

Ce sont ces phrases, cette progression, que j'écrivis immédiatement, ainsi que l'ordre dans lequel les couleurs pouvaient être abordées dans l'approche nouvelle qui venait de m'être indiquée :

— jaune pour la grande ouverture, puis bleu, puis rouge ;

— ensuite, longuement, blanc, au milieu de cette nouvelle gamme de couleurs* ;

— puis vert ;

— ensuite latitude de prendre les autres couleurs dans l'ordre où elles se présenteraient ;

— à la fin de la gamme viendrait l'arc-en-ciel ;

— et alors seulement noir, puis violet.

Chaque couleur serait présentée par un rêve éveillé dirigé [1] qui mettrait en jeu sa vibration, son caractère propres, permettant ainsi de reconnaître cette couleur comme on reconnaît une note dans une gamme, permettant aussi de prendre conscience des mouvements suscités en nous par cette vibration.

Ceci dans un premier temps. Très vite, d'autres temps, d'autres effets allaient venir enrichir le premier, en particulier celui que nous précisons plus loin (p. 81) : la possibilité qui est en chacun d'émettre*, de vibrer la couleur.

Effets de la vision

« On vient de me dicter un programme de travail pour cinq ans au moins ! » ai-je dit joyeusement à mon compagnon de route, comme s'il était naturel que quelqu'un qui n'est ni peintre, ni connaisseur en matière de couleurs, reçoive un programme-couleurs ! Et c'était naturel, en effet, car je n'ai pas vécu la vision comme si elle faisait partie d'un autre monde. C'est ce monde-ci, nous, tels que nous étions à ce moment-là, la pluie, la fatigue du voyage, ce jour étiolé sur la cam-

---

1. Voir page 42.

pagne et dans les villes fermées, mon tremblement et la joie devant ce que j'entrevoyais, qui prenaient un sens nouveau. Oui, la vision imprégnait tout de son énergie* particulière et mettait tout en relief. Elle dégageait un caractère d'évidence tel que quiconque le désirait pouvait y participer. L'impulsion reçue n'avait rien de personnel. Ce temple de lumière nous contenait tous et tout ce qui est créé. *Un* temple. *Une* planète. *Une* humanité. Ce que j'avais vu était à tous, et de le voir me donnait une responsabilité nouvelle. Comment allais-je donner forme à ce puissant rapport lumière-couleurs ainsi indiqué et proclamé ? Je n'en voyais pas encore les moyens, mais, poussée et soutenue par un souffle pareil dans le dos, je ne pouvais que m'avancer à la découverte.

Bien d'autres avaient, comme moi, cette soif de lumière et ce besoin de voir derrière les apparences. Ils sauraient chercher avec moi. Peut-être était-il même bon que je n'aie pas au départ, de connaissances particulières en matière de couleurs, car ainsi j'allais être obligée de rester accordée à l'impulsion première et je partagerais plus librement les fruits de la découverte. Quant aux phrases qui accompagnaient la vision, j'aurais à m'y tenir, surtout dans les moments où la raison, le bon sens, l'habitude reprendraient la première place et tenteraient de réduire au banal ou d'enfler vers le sublime une réalité qui demandait à prendre une forme modeste mais nette dans le vécu quotidien. C'est le quotidien — nos attitudes, nos actes, les interactions entre tous — qui pouvait être transformé par cette lumière venue de très haut et du très large et ancrée ici, sous nos pieds.

La lumière là-haut, au-dessus et très loin de nous, cela nous l'imaginons facilement. Mais voir que la lumière s'ancre dans la profondeur de la terre, garantit en quelque sorte la possibilité d'amener, en nous aussi, et par nous, la lumière jusque dans les actes quotidiens ; la libre circulation des énergies de la lumière de haut en bas et de bas en haut ; l'expansion de ces énergies en feux de mille couleurs, tout ce que je pouvais en dire sur le moment, c'était « plénitude de vie ». Bien d'autres que moi, au cours des temps, avaient vu ou pressenti cette réalité et l'avaient vécue et chantée, et nous, à notre manière, nous allions participer à ce grand mouvement de dévoilement tel qu'il est possible actuellement.

Je m'étonnais par contre que la réponse à ce qui venait d'être vécu fût si clairement un élan de servir. Pourquoi ce « servir » si inhabituel ? Les mots : « Nous sommes enfants de la lumière », avaient déjà dû faire leur effet, découvrant un besoin d'âme si direct qu'il balayait les restrictions ; en tout cas c'était bien le mot servir qui convenait. Servir quoi ? La lumière. Et j'acceptais au départ de ne pas chercher à définir la lumière apparue dans la vision, puisque ce qui comptait, c'était de vivre cet appel, cet appel de la lumière. Cet élan de servir, ce « oui » dit du fond de moi-même, avait le même caractère de naturel que la respiration, et j'ai vu, par la suite, chez d'autres aussi, que les actes auxquels il nous pousse sont spontanés, gratuits, et ne créent pas, ni pour l'autre ni pour soi, d'obligations, de pressions.

En fait, cet élan de servir allait être un point de référence pour la suite du travail. Reconnaître l'énergie particulière des couleurs, non pas pour les utiliser et devenir puissants, pour savoir quelque chose que les autres ne savent pas afin de mieux les manipuler, mais pour voir plus clair et pour agir de manière plus désintéressée. Quant à la résonance qui s'établissait, et qui s'est établie de plus en plus fermement au cours d'années de pratique entre lumière et conscience claire, cette résonance prend un accent de nécessité aujourd'hui. Le sentiment d'impuissance devant toute une partie de ce qui se passe ou de ce qu'on nous donne à voir actuellement peut faire place à un souffle neuf : « Là où tu es, comme tu es, accorde-toi à la lumière, prête attention à ses jeux dans la couleur, et permets-lui de créer en toi des attitudes nouvelles, aimantées par ce besoin pressant de paix qui nous tient tous. » Plus tard, la lecture d'un passage d'Alice Bailey a élargi le tableau : « Le besoin de servir est un besoin évolutif de l'âme. C'est notre participation au travail évolutif de toute l'humanité. À cause de cette qualité créatrice, le Service sera un jour considéré comme une science mondiale. C'est un besoin créateur, une impulsion créatrice, une énorme énergie créatrice. »

Il était nécessaire de parler ici longuement de la vision, car elle donne le point de départ, la direction, elle renouvelle aussi l'énergie nécessaire pour persévérer. C'est elle qui a lancé la recherche lumière-couleurs dans l'optique particulière où elle a été abordée. Non comme une connaissance ou une maîtrise technique de la couleur à des fins personnelles, mais comme un jeu qui nous engage tout entiers en tant qu'êtres humains en recherche. Jeu d'ensemble et résonance intimes, uniques, amenant à des actes.

Dans la vision, tout se jouait à la taille planétaire. C'est par contre autour de la taille humaine que tourne le rêve venu peu après.

LE RÊVE

Je me promène dans une ville inconnue ; c'est l'aube ou la fin du jour, car il y a très peu de lumière. J'arrive sur une grande place, beaucoup de gens y sont rassemblés autour d'une haute estrade. Il paraît qu'on va découvrir une statue de quatre à cinq mètres au moins dont on ne voit rien pour le moment. Tous attendent silencieusement. J'essaie de comprendre ce que je fais là.

On me fait savoir que c'est à moi de tirer le voile qui recouvre la statue. Erreur, sans doute ! Pourquoi moi, qui suis de passage ? Non, c'est bien à moi de tirer le voile ; ce que je fais, d'où je suis. Nous devenons tous encore plus silencieux, retenant notre souffle. Je recule de quelques pas pour bien voir la statue et... je reconnais mon visage !

Comment est-ce possible ? Je regarde soigneusement. Mais oui, je me reconnais ! Je me tourne vers les personnes qui sont autour de moi pour leur demander ce qui se passe et je m'aperçois qu'elles aussi reconnaissent chacune leur propre visage !

Il n'y a pas de détails sur ce visage : vaste, vivant, c'est tout ce qu'on pourrait en dire. Il laisse librement passer les courants de vie et ce sont eux qui lui donnent son modelé, son expression. Le corps de la statue monte d'un seul mouvement, ample et ferme, du sol aux hanches. On sent le dos très vivant, ce serait plutôt un corps modèle. Mais le visage, lui, comme il est intime, comme il m'est connu ! Et pourtant je ne l'ai jamais vu ni dans le miroir, ni en photo. C'est un moi tout frais. Et chacun de nous sur la place est absorbé dans l'interrogation de son propre visage reconnu.

Là encore, accompagnant les images du rêve, des mots se détachent clairement : « *Le nouveau visage humain. Proclamer le nouveau visage.* »

Effets du rêve

Les couleurs sont là pour nous aider à dégager ce visage pressenti, ce visage possible au fond de chacun de nous, lever d'un nouveau soleil au point du jour. Dans le rêve, il y a encore très peu de lumière extérieure, on voit que ce nouveau visage est vivant, mais il ne brille pas. Pas encore ! C'est peut-être à nous d'amener au jour, soigneusement, détail par détail, ce visage plus humain, déjà présent en nous puisque nous le reconnaissons. Il se tient là, silencieux, derrière nos divers masques, et chaque expérience, chaque rencontre bien vécue, en précise un détail, c'est encore le regard des autres qui le fait, doucement, venir en avant. Touche par touche, l'éclairage change, et je comprends la fascination qu'exercent les autoportraits, ceux de Rembrandt, par exemple, et ceux de Bonnard, si dénudés qu'on en est comme brûlé. Toujours ce travail solitaire et qui nous concerne tous ! *Le visage humain* !

Le jeu lumière-couleurs va nous aider, mais il y a quand même, pour chacun de nous, cette obligation de « tirer le voile » : dans le rêve, j'ai d'abord cherché celui qui allait le faire pour moi !

Le plus intime, ne serait-ce pas ce qui a besoin des autres pour apparaître, notre vrai visage ? C'est ce que semblait indiquer le rêve venu peu de temps après la vision de la lumière. Si l'accent de la vision est mis sur la nécessité de se raccorder à la lumière et de servir, celui du rêve porte sur « travailler ensemble ». Attentifs à découvrir chacun notre propre visage, nous préparons en fait « le nouveau visage humain ». Par le passé, je m'étais dit bien souvent que nous n'avions pas encore visage « humain ». Avec la découverte de l'existence des camps de concentration et l'effondrement d'un idéal, cette constatation m'avait aidée à ne pas désespérer. Le « pas encore » résonnait comme une promesse et comme une incitation pressante à y travailler, à y travailler ensemble, ce qui va de pair.

Quel écho ce rêve peut-il susciter chez vous, lecteur ? Chaque fois que je l'ai raconté, plusieurs personnes, exactement comme ces étrangers du rêve en voyant leur propre visage, restent saisies et longtemps silencieuses.

Avec l'inauguration de la statue où il était proposé de « tirer le voile » et de proclamer le nouveau visage humain, le troisième élément de base a été une longue observation involontaire de ce qu'on peut appeler « les effets de grisaille » ou l'« effet d'éteignoir ».

L'EFFET DE GRISAILLE OU L'EFFET D'ÉTEIGNOIR

Les curieux effets de grisaille qui viennent souvent ternir les gens, les choses, les lieux, comme le nuage qui passe dans un ciel clair, ces effets m'ont toujours frappée. Des observations faites étant enfant se sont révélées utiles, fournissant un point de jonction avec la pratique quotidienne pour ce travail avec la lumière et la couleur. La vision des piliers de lumière, cette lumière cosmique, est bien « en avant » de ma conscience ordinaire ; le rêve, lui, met en jeu une lumière intérieure pressentie, mais pas encore manifestée.

Avec la moisson des observations faites sur la grisaille, le terne, l'absence de vie qui nous recouvrent si facilement — ou dont nous recouvrons les autres —, j'ai des points de repère et une expérience de notre difficulté habituelle à maintenir l'attention dans la lumière.

Enfant, je ne pouvais pas ne pas remarquer que deux personnes, pourtant apparemment contentes de se rencontrer, dégageaient souvent un effet de voile gris, terne, morne, qui semblait tissé ou sécrété par elles. Parfois le moment de la rencontre était marqué par une flambée de couleurs qui ne tenait pas ; et lorsque les personnes se séparaient, elles m'apparaissaient, l'une ou l'autre ou toutes les deux, plus grises mais aussi plus petites et plus « dures » qu'avant.

Certaines fois, le voile gris restait dans l'air. Sa consistance était tantôt toile d'araignée, tantôt nuage de suie et parfois ombre peu repérable qui m'inquiétait.

S'engrisailler, peser les uns sur les autres... et le contraire : quand arrivait un certain oncle à moustache blanche, j'avais un peu peur... et pourtant, après son passage, la pièce où ma mère et lui s'étaient parlé, ma mère elle-même, paraissaient « colorées », et moi, j'avais envie de chanter.

Ces observations faisaient si bien partie de ma manière de voir que je ne crois pas en avoir parlé, ou si, spontanément, je décrivais un effet d'engrisaillement, je sentais un malaise, une inquiétude chez mes parents et je me faisais parfois rabrouer par certaines personnes. Devenue adulte, cet effet d'engrisaillement et de tassement quand les gens se rencontrent a continué à me frapper, comme je reconnais avec joie des effets de lumière, de couleur. Maintenant, je sais que moi aussi je peux sécréter du gris terne et cela me gêne suffisamment pour que je me demande s'il ne nous serait pas possible, au lieu de nous porter ombre [1], de

1. Ces termes de « voile gris », de « se porter ombre » font penser à ce qu'on nomme parfois des phénomènes d'imprégnation négative.

nous « porter lumière », selon l'expression d'une amie. Comme à l'instant où, autour d'une table de fête, nous nous sommes pris les mains, restant un instant silencieux, et la voix de Marie — deux ans — a dit clairement : « Lumière ! » Comme sa voix l'a proclamé et comme elle vibrait dans cette ombre recueillie où nous nous tenions !

Réalité de la lumière. Réalité de l'ombre. Un des premiers effets de la lumière n'est-il pas de faire voir l'ombre et de donner des moyens de la connaître ou d'oser y regarder de plus près ? Avec ce règne de la lumière se précisent l'expérience et la force de l'ombre, et leurs interactions font tout l'intérêt du monde de la couleur.

COMMENT POUVEZ-VOUS DIRE QUE VOUS « RESSENTEZ » UNE COULEUR ?

Les couleurs naissent d'ondes lumineuses qui sont une espèce particulière d'énergie électromagnétique. Les ondes lumineuses, en elles-mêmes, sont incolores. La couleur naît seulement dans notre œil et dans notre cerveau.

Johannes ITTEN, *Art de la couleur*

La couleur est une mise à feu de l'œil.

Sam FRANCIS.

Les trois éléments fondateurs tels que nous les avons vus : la vision (primauté de la lumière), le rêve (découverte de notre nouveau visage), l'effet d'éteignoir (tendance à nous engrisailler) sont des références d'autant plus nécessaires que toute l'approche proposée du jeu lumière-couleurs repose sur des impondérables.

C'est la vibration de la couleur qui nous intéresse, bon, mais comment la perçoit-on ? Dans le meilleur des cas, directement par des récepteurs sensibles. La perception est plus ou moins nette, bien qu'avec l'entraînement, ces récepteurs s'affirment et s'affinent. L'avantage de percevoir directement la vibration est qu'on ne dénature pas la couleur par toutes sortes de surcharges mentales, d'interprétations affectives, etc. Parfois, effectivement, la vibration est enregistrée avec la précision d'une note ; parfois, on regarde la couleur avec attention, sans idée préconçue, et on n'enregistre rien du tout. Ce qui se produit peu à peu, c'est qu'en regardant une couleur — plus tard, en l'évoquant* simplement — on est frappé par l'énergie que celle-ci dégage, une énergie que la couleur met à disposition et qui peut susciter en nous un mouvement, mouvement intérieur qui se manifeste ensuite sur un plan ou l'autre, ou mouvement qui reste contenu. *Visibles ou invisibles, ces mouvements sont bien réels.* Parler de ces « mouvements » suscités par la couleur, c'est une autre manière de dire que nous ne sommes pas récepteurs seulement et que nous répondons aux provocations de la couleur. Si ces mots de « vibration », « énergie », sont employés ici d'une manière peu rigoureuse, cela correspond à la nature de l'approche où c'est la précision et la sûreté du « ressentir entraîné » qui permettent peut-être ensuite d'avancer des définitions plus serrées. Même lorsque le mouvement suscité par la vibration d'une couleur est devenu sensible et précis, nous sommes encore dans les impondérables. Ce dont on s'aperçoit vite en tentant d'expliquer cette manière de faire à quelqu'un ! « Je ne comprends pas comment vous pouvez dire que vous ressentez une couleur. Et encore moins quand vous dites que vous pouvez la vibrer, alors que je sais ce qu'est une couleur, en physique... Expliquez-moi », insistait ce physicien rencontré à une fête. Il paraissait vraiment désireux de comprendre, tant cela le piquait qu'on puisse parler de « ressentir une couleur ». Mais comment expliquer ? J'ai pris plutôt un certain rouge posé près de nous sur un dossier et, silencieusement, lui ayant montré ce rouge, je l'ai « vibré » aussi nettement que possible. Aurait-il « ressenti » quelque chose ? Nous avons été séparés et sa question est restée là avec une certaine urgence dans sa voix : « Comment est-ce possible ? »

Impondérable : « Qui ne produit aucun effet notable sur la balance la plus sensible », dit le *Petit Robert.* Et aussi, plus loin : « ... dont l'action, quoique déterminante, ne peut être exactement appréciée ni prévue. » De ces deux définitions, il nous faut bien nous contenter ; la première coupe court à toute prétention, et en tant que serviteur, on s'aperçoit vite que la prétention encombre ; quant à la seconde, nous avons décidé de donner une chance à ce « quoique déterminante ». N'est-ce pas plus satisfaisant que le vieux « des goûts et des couleurs il ne faut pas discuter » qui paraît un peu sommaire ?

Il y a en tout cas une logique dans cette approche sans garantie d'efficacité : pour avancer, on est obligé de *faire confiance à son intuition, à ce sens intérieur précis qui est une sorte de tact, actif sur plusieurs niveaux.* Si les critiques que suscite cette approche ne sont que rationnelles, il n'y a pas moyen d'y répondre. C'est en acceptant le rôle des impondérables dans notre vie, en restant sur ce plan subtil, avec sa richesse et ses limites, que des échanges fructueux peuvent se faire. L'esprit critique et le bon sens sont nécessaires tout au long de la recherche, mais comme un des éléments d'observation et d'examen dans un ensemble*.

Actuellement, on voit grandir partout l'intérêt pour

la couleur et fleurir des méthodes d'utilisation de celle-ci : recherches passionnantes sur les propriétés thérapeutiques de la couleur ; sensibilisation générale du public par les médias, etc. Mais aussi intérêt de grandes entreprises qui envoient leurs cadres à de très sérieux séminaires sur la couleur où, parfois, on la voit devenir une « chose » de plus.

À ces séminaires-là, il manque le garçon de dix ans dont j'ai un dessin sous les yeux. Il a fait trois ans de yoga et, après une posture assise tenue un long moment, la monitrice demande aux enfants de dessiner les couleurs qui s'étaient présentées à chacun d'eux pendant ce temps : mon petit bonhomme est assis en lotus entre un pan de bleu, sur sa droite, un pan de jaune, sur sa gauche, au-dessous de lui un nuage rouge franc, au-dessus du vert turquoise. Le plus curieux, ce sont, aux quatre angles, des coussinets violets qui assurent les liaisons entre les couleurs. Dessous, ces mots : « Ça tourne en rond, sauf le violet. »

L'approche directe de la couleur par des essais, des jeux, des observations quotidiennes est la plus fertile. Ni les séminaires, ni les livres ne peuvent la remplacer et nous priveraient plutôt de la joie de la découverte.

Une longue bibliographie à la fin d'un livre assure le lecteur du sérieux de l'ouvrage, mais ici — en toute logique, et pour que l'expérience garde sa fraîcheur — nous dirions plutôt : « Ne lisez rien avant d'y avoir goûté vous-même. Ou alors, lisez les poètes et les peintres, à toutes petites doses, eux qui savent évoquer sans défraîchir. Pendant les premières années d'expérimentation, j'ai dit non aux offres de lire ceci ou cela pour garder le champ d'observation aussi libre que possible. Mais ensuite, quelle joie de s'apercevoir que certaines grandes voix ont dit, avec autorité et concision, ce que nous découvrons patiemment ! Parmi ces voix —

poètes, peintres, physiciens — celle du peintre Johannes Itten, avec son *Art de la couleur*, a été notre première confrontation précieuse, et vous trouverez à la fin du livre la liste de quelques ouvrages dans lesquels nous avons trouvé des perles, des indications pour des pistes nouvelles, des confirmations.

Entrer en relation avec la couleur — comme on fait la connaissance de quelqu'un envers qui on est bien disposé — c'est découvrir sa propre part de liberté. S'exposer à la couleur avec un encombrement minimum permet de voir si elle nous touche et peut-être ce qu'elle touche, qui voudrait prendre forme. Ce qui est proposé ici va dans ce sens. Une fois mis en route, le jeu s'enrichit, même à notre insu.

CHAPITRE II

QUESTIONS AVANT DE COMMENCER

Devant lui (l'homme) sans cesse la lumière agit,
ses mots à elle, ses actes,
bondissent dans l'espace sans contrainte.

LE CLÉZIO

— *Et à vous qui lisez ces lignes, ce mot de lumière fait-il écho ? Quand vous le prononcez à haute voix, que voyez-vous d'abord ? Est-ce la lumière d'une lampe, du soleil, du jour, d'un reflet dans l'eau, d'un regard, d'un phare, d'une étoile, une lumière dite «intérieure» sans objet?*

Ce que j'appelle ici lumière, vous l'appelez peut-être Beauté, ou Amour, ou Dieu, en tout cas, quelque chose qui rayonne sans limites. «Je n'ai pas conscience de rayonner, mais de recevoir toute cette beauté, d'en rester saisie, muette. C'est presque divin. Je sens surtout par les éléments, en particulier la mer, que je fais partie d'un tout qui m'enveloppe», dit la femme d'un peintre, surprise qu'on puisse devenir créateur sans le support de la couleur tangible, en vibrant simplement cette couleur.

— *Et vous, pensez-vous qu'on perçoit la couleur par les yeux ? / par les yeux seulement ? / Par la peau aussi ? / Par les yeux et par un autre sens, une vision intérieure ? / Un sens intérieur ?/ Vous souvenez-vous d'un moment précis où vous en avez fait l'expérience?*

Vous souvenez-vous, par exemple, d'un moment,

d'un incident, où vous avez agi ou parlé comme poussé [1], porté, inspiré, troublé, dérangé par une couleur ?

Vous paraît-il possible que la couleur, qui est une énergie, puisse produire des changements en vous, puisse vous faire vivre des mouvements nouveaux et changer une situation ? Si oui, ce livre va sans doute vous dire quelque chose.

— *Quand vous choisissez des fleurs pour les offrir, dites-vous quelque chose par leur couleur ? Leur forme ? Quelque chose qui vient de vous et non de ce qu'on vous a appris ?*

Iriez-vous jusqu'à envisager qu'on puisse tenir un contact à distance avec quelqu'un en vibrant une certaine couleur qui aurait relation avec la personne et la situation du moment ?

— *Puisque nous en sommes aux questions, que répondez-vous à celle-ci : « Quelle est la couleur de votre enfance ? »*

Cette couleur, ou ces couleurs jouent-elles encore pour vous ou les avez-vous perdues en route ? Pensez-vous qu'elles ont quelque chose à vous donner ?

1. Pour les indications qui vous sont données, à vous lecteurs, lectrices, j'ai opté pour un masculin singulier (exemple : « vous êtes frappé par... »). C'est un être humain qui fait le travail.

POUR COMMENCER SEUL

La couleur est une qualité qu'il faut sentir, qu'il faut extraire, qu'il faut penser.
(Un physiologue)

La couleur doit être pensée, rêvée, imaginée.
(Gustave MOREAU à ses élèves, dont Matisse)

Dans les cours, il y a un travail progressif qui, portant sur cinq ou six ans, commence par la connaissance des couleurs séparées, si tant est qu'on puisse parler d'une couleur jouant seule, puis viennent les couleurs en combinaison, puis les valeurs, les textures, les formes et les couleurs en relation, le sens de l'espace, puis finalement — ce qui était déjà tout au début —, rien que la vibration.

Le groupe, ses échanges, les mises au point qu'il permet, les exemples pratiques qu'on apporte (objets, documents, etc.), le partage de certains faits précis dans le quotidien, la présence et la voix de la personne qui pousse à la découverte, tout ceci fait mûrir, sans même qu'on s'en aperçoive.

Mais pour vous qui restez seul, seule avec le livre ? En disant « jaune », mot et vibration s'accompagnent, se renforcent. Quand j'écris « jaune », la vibration est là aussi présente. Pouvez-vous le sentir, lecteur ? Si oui, c'est bien *par l'effet d'un sens intérieur* ! J'ai cherché à vous proposer des moyens d'approche de la couleur qui vous permettront, s'ils vous conviennent, de faire des découvertes, même seul pour commencer.

Peut-on réellement apprendre à connaître, à goûter les couleurs à partir de ce livre ?

Oui, puisque la couleur est dans notre héritage naturel. Quand vous prenez un livre pour apprendre à classer les coléoptères, vous n'y connaissez probablement presque rien au départ. Avec la couleur, c'est différent : vous n'entrez pas dans ce monde-là avec la première page du livre. Chacun de nous a un fond de vie couleur à disposition. C'est là, c'est naturel. Chacun de nous a déjà une riche histoire de relations avec la couleur depuis sa naissance, peut-être même avant !

Partant de cette réalité, oui, on peut apprendre à partir de ce livre. En s'appuyant sur lui, il est possible de dégager ce fond couleurs de manière qu'il vibre et circule librement, enrichissant notre vie de sens et de joies. Quand on commence à s'ouvrir au monde vibratoire — ici, celui de la couleur — cela ne s'arrête pas ; c'est ce qui nous a tous le plus frappés.

Vous êtes peut-être étonné qu'il n'y ait pas, ici, d'illustrations en couleurs.

Pourquoi ? L'accent porte sur le fait que la couleur n'est pas seulement ce qu'on voit, mais réellement ce qu'on sent et qu'on imagine.

D'autre part, le livre vous invite à devenir vous-mêmes actifs avec la couleur. Le livre est un support et un ami pour se mettre en route. Avant vous et pendant des années dans divers pays, des gens ont pratiqué cette approche sans savoir, au départ, ce qui pouvait en sortir. Le travail a été commencé dans des groupes, mais le plus important, *c'est l'attention mise sur la lumière et la couleur dans la vie quotidienne*, et ceci, pour chacun de nous, est fait de découvertes solitaires. Avec les propositions de rêves éveillés et d'exercices, vous trouverez des commentaires de ceux qui ont trouvé ce qu'ils pouvaient bien faire de la couleur dans la vie.

Le livre est le fruit d'un travail collectif. Tous ne se connaissent pas, ce qui n'empêche pas que nous nous sentions reliés, et nous pensons que ce premier grand débroussaillage fait par des centaines de personnes de manière suivie va aider ceux qui, maintenant, avec ce livre, partent en solitaires.

Pour rendre, peut-être, votre lecture plus vivante, et pour que vous fassiez connaissance avec ceux qui, comme vous, s'intéressent à la couleur, voici quelques indications sur la manière dont se déroule un cours lumière-couleurs.

Une douzaine de personnes assises dans une pièce désencombrée. Une douzaine est un bon nombre pour qu'il y ait assez de richesse et de différences dans les échanges. Si l'on est trop peu — moins de six personnes — on se sent en outre trop exposés les uns aux autres au début.

Qui vient à ces cours ? Davantage de femmes que d'hommes. Âge moyen : entre vingt-huit et quarante-cinq ans. Comme le travail est intense, les personnes oisives ne restent pas. Certains sont là parce qu'ils sont en grande peine, certains ne savent pas pourquoi ils sont venus, d'autres sont pleins de feu, quelques-uns sont déjà des connaisseurs de la couleur, mais beaucoup « n'y ont jamais pensé », et tous, nous nous mettons en route ensemble. Ce qui implique aussi la participation indirecte des amis, des membres de la famille qui ont certaines occasions de voir la couleur prendre une place active chez eux !

Nous restons assis pendant le cours, même pour les

rêves éveillés. Pour garder une certaine vigilance, et pour qu'il y ait le moins possible d'effets de suggestion passive. Pour nous souvenir plus aisément aussi de ce qui s'est passé et pour pouvoir le noter.

Nous ne sommes pas assis en rond, comme on le fait souvent en groupe, cette approche demandant d'être à la fois ouvert dans la sensation, dans la sensibilité, et en même temps de s'intérioriser dans ce qu'on a de plus spécifique. On a donc besoin d'être d'abord chez soi, en soi, ce qui est plus malaisé en rond.

Ce qui va lancer la leçon, lancer la vibration particulière qui soutient le travail du cours, c'est une phrase et un document couleur. Sur une grande page blanche est écrite la parole d'un peintre, d'un poète, d'un sage. Elle a été choisie pour la profondeur et la pureté de sa résonance. Au début du cours, elle peut paraître énigmatique à certains.

Le lancement de la couleur du jour se fait aussi par un document ou par un objet, juste ce qu'il faut pour préciser un ton, une intensité, un plan.

Inutile de dire que le professeur lui-même se prépare pour être aussi net et clair que possible dans la vibration de la note couleur qu'il propose. Cette netteté est la base du travail collectif.

Puis vient un rêve éveillé tel qu'il est décrit plus loin (42 à 46). La couleur proposée ce jour-là intervient dans « une histoire » que chacun laisse se dérouler en lui-même, en suivant — ou en ne suivant pas — les indications données par le professeur. Après un temps de silence, chacun note les points forts du rêve pour y revenir. Le professeur peut aider à extraire les éléments dynamiques car on ne voit pas nécessairement soi-même les points fertiles.

Suit un échange. Si le rêve éveillé a touché très fort et que certaines personnes sont bouleversées, il arrive qu'on remette l'échange à la fois suivante ou à des entretiens individuels. On raconte son rêve en entier, ou tel point qui intrigue, qui fait peur, qui enthousiasme. Comme tout le monde sent qu'il faut beaucoup de confiance et de délicatesse pour travailler ensemble, il y a peu de commentaires. On apprend à écouter. Le professeur lui-même reste aussi neutre et clair que possible dans son écoute.

Et ceux qui ne parlent jamais, soit qu'ils estiment « qu'ils n'ont rien à dire », « que de toute façon, ils ne voient jamais rien ! », soit qu'ils se sentent serrés à la gorge, eh bien ! on respecte leur décision, leur rythme. Mais il arrive que le professeur pousse l'un ou l'autre à sauter une barrière, ce qui peut susciter une vive réaction et parfois aide aussi à débloquer un point. Ce n'est facile pour personne de dire certaines choses qui peuvent avoir l'air toutes simples mais qu'on ressent comme très intimes, des choses qui n'ont jamais été dites, ou alors qui ont été mal reçues. Sans respect, sans tolérance, le travail en groupe ne serait pas possible.

Le temps de la récréation est bien nécessaire. Les uns restent silencieux, d'autres se mettent en rond pour échanger des impressions, pour sortir la pression accumulée, pour vérifier un détail, pour regarder une couleur.

Dans la deuxième partie, reprise des points qui vont permettre à la couleur abordée ce jour-là — ou précédemment — de faire son chemin (précisions sur une teinte*, sur un obstacle psychologique, etc.). Puis chaque personne pose par terre, à son tour, en silence ou avec commentaire, l'objet, les objets qui, pour elle, ont rapport avec le thème du jour. Cela s'enrichit par l'échange entre tous. Les questions deviennent plus centrées. Le fait de regarder ensemble une couleur ou un jeu de couleurs enrichit beaucoup et précise le contact qu'on a avec elles. Lorsque, dans un grand groupe d'une vingtaine de personnes à Paris chacun a posé pour la première fois un ou des objets noirs sur le tapis, même ceux qui, professionnellement, travaillent avec la couleur ont été soufflés ! C'était la première fois que la plupart d'entre nous découvraient vraiment « noir ».

Nous décidons ensuite de la couleur ou de la combinaison de couleurs que nous allons faire jouer dans notre vie quotidienne jusqu'à la prochaine rencontre et nous nous séparons après deux heures. C'est le temps nécessaire pour la mise en train et la distance à prendre à l'égard de ses soucis quotidiens.

Derrière ou à travers ce qui est dit, fait, vu en groupe, il y a la vibration particulière de la couleur abordée, telle qu'elle résonne en nous. C'est cela qui devient plus net à mesure que le groupe est mieux entraîné. La vibration alors « tient » plusieurs jours après le cours — et les débutants s'en étonnent ; après deux ou trois ans de travail, plusieurs sentent même à l'avance quelle couleur va venir sur le tapis. Tout un réseau de relations se tisse ainsi entre nous, même entre ceux qui ne se voient pas et ne se connaissent pas personnellement.

Très différents les uns des autres, nous avons cependant en commun le fait que la couleur donne réellement une autre qualité à notre vie. Et vous aussi, lecteurs, vous êtes accueillis dans cette vaste famille des gens qui ont besoin de voir par eux-mêmes, des gens qui ne trouvent pas ridicule la mélopée du tisserand qui appelle le fil de laine couleur par couleur :

Bleu, bleu, encore un peu
...
Rouge, rouge, où es-tu ?
Toi, noir, ne te cache pas !
Monte, monte, ô blanc de lune
...
Rouge, rouge, c'est à toi !
Reviens, reviens, bleu du ciel !
Jaune, où es-tu donc ?
Noir, noir, nous t'attendons !
...
Rouge, rouge, c'est à toi !
Bleu, bleu, où es-tu ?
Vert, n'oublie pas...

(Dominique REZNIKOFF)

En n'oubliant pas que le tissage qui prend ainsi forme, c'est nous-mêmes ! Que la couleur est essentiellement une sensation. Que, selon Henri Matisse, « la frontière entre couleur observée et couleur imaginée n'est pas clairement marquée ».

Vous pouvez ne pas lire ce livre en entier, mais...

- Restez si possible avec le triangle de base — jaune, bleu, rouge — assez longtemps pour que vous ayez vraiment fait place à chacune de ces trois couleurs, jusqu'à sentir, par exemple, ce que toute la famille des jaunes a comme mouvement (vibration) commun, et aussi ce qu'ajoute à ce mouvement tel ton de jaune. L'air de famille et l'accent individuel !
- C'est sur la force et la richesse de ce triangle de base que votre approche du blanc — passage capital — pourra se faire réellement. Non pas survoler blanc ou se noyer dedans, mais vraiment *remettre au blanc,*

en connaître les diverses textures, distinguer ce qui est pour vous le « blanc lumière » et le « blanc matière », pour aborder ce qui s'ouvre avec cette remise au blanc : silence, dégagement des prises de position personnelles, remise au vaste*, possibilité de vivre un mouvement frais, nouveau. Puis vous pouvez prendre telle ou telle couleur selon ce qui vous attire.

• Mais, quelle que soit la couleur abordée, notez d'abord d'où vous partez (vos affinités ou vos reculs jusqu'à ce jour, le rôle qu'a joué cette couleur ou son absence, etc.).

• Quand vous prononcez le nom d'une couleur, cherchez à vous préciser quel ton*, quelle texture, quel degré de clarté vous voyez, etc.

• Pour une couleur donnée qui vous intéresse, avec les crayons de couleur, les pastels, l'aquarelle, la gouache, l'huile, la craie, faites vos propres découvertes. Cherchez des échantillons (tissus, papiers, éléments de la nature, œuvres d'art, etc.).

• Dès que vous le pourrez, intéressez-vous autant à une couleur qui vous gêne qu'à une autre qui vous attire. Gardez-en des échantillons autour de vous, regardez-les, ressentez-les, offrez-les à divers moments.

• Quand vous vous êtes familiarisé avec une couleur, évoquez-la sans support matériel sous la main. Entraînez cette faculté d'évoquer, cette « imagination » qui est à la base des rêves éveillés qui vous seront proposés.

• Notez vos observations sur le nouveau, sur les effets nouveaux.

• Vous pouvez partager vos impressions avec d'autres qui s'exercent aussi, sans vous troubler s'il n'y a pas unisson. Rappelez-vous le *Petit Robert* sur les impondérables ! Vous verrez de plus en plus clairement que chacun vit la couleur et avec la couleur tel qu'il est lui-même, avec sa maturité, ses préjugés, ses circonstances du moment.

Par contre, soyez discret autour de vous, surtout au début. Attendez d'avoir un peu d'expérience pour que les oppositions, les moqueries qui surgiront peut-être ne vous coupent pas les ailes. On est en terrain inconnu et cela provoque facilement des réactions chez ceux que votre recherche intrigue et amuse, sans parler de ceux qu'elle agace franchement. Ne vous exposez pas avant d'avoir fait un bout de chemin. C'est un domaine subtil où l'on a besoin d'observer, d'essayer en tout confiance.

L'intuition et l'attention se fortifient dans le silence.

CHAPITRE III

JAUNE ! IMPULSION NOUVELLE

On ne met jamais trop de jaune.

BONNARD

La ville est entourée d'immenses prairies toutes fleuries d'innombrables boutons d'or — une mer de jaune — au premier plan, ces prairies sont partagées par un fossé plein d'iris violets.

VAN GOGH

Jaune, qui ouvre devant nous le champ de recherches ! Jaune, première couleur apparue après la lumière. Bien qu'elle se trouve presque au milieu du spectre électromagnétique, que ce soit par bleu qu'on commence habituellement, ici, nous partons avec jaune, portés sur les ailes d'un de ces oiseaux découpés de Matisse, jaune sur fond gris, qui ouvre l'espace, tout en se laissant porter par lui.

Avec le lancement en jaune, tout de suite une sorte d'allégresse et d'effervescence surviennent, car jaune nous picote, réveille notre goût de la liberté, ouvre quelque chose devant nous, en nous. Mais quoi ?

Nos jeux avec jaune et lumière ont commencé de bonne heure : n'avez-vous pas, enfant, tenu un bouton d'or sous le menton d'un copain en lui demandant avec le plus grand sérieux : « Tu aimes le beurre ? » (ou autre chose de fameux, selon la région !). Son oui ou son non était suivi d'un silence, d'un examen attentif de son menton, puis le verdict : « Oui, tu aimes le beurre », si le jaune brillant du bouton d'or, éclairé par la lumière du soleil, se reflétait sur le menton, ou un : « Menteur ! » s'il n'y avait pas de reflet jaune.

Poursuivant ces jeux avec la lumière et la couleur, je vous propose de regarder la place de jaune autour de vous, comme on se prépare à recevoir quelqu'un qui pourrait devenir important pour nous, prononçant doucement son nom : « Jaune ! »

Chacun des points suggérés ici peut faire l'objet d'une longue approche silencieuse, si vous y trouvez de l'intérêt. En page 59, ces points sont développés. Ici, c'est un premier contact.

— Y a-t-il du jaune sur vous en ce moment ? Autour de vous ? Dans votre garde-robe ? Dans votre sac ? Aux murs ? Dans votre nourriture ? Au jardin ? À votre place de travail ? Sur les coussins ? etc.

— S'il n'y en a pas, depuis quand avez-vous oublié jaune ou repoussé jaune ?

— Si, depuis longtemps, vous ne portez pas de jaune parce que « cela ne me va pas », n'essayeriez-vous pas avec une touche de jaune, par exemple un foulard ?

— Retrouvez-vous l'impression précise d'avoir été, un jour, frappé par un certain jaune ? Que s'en dégageait-il pour vous ?

— Observez jaune dans ses variations de texture : lisse, grenu, mat, brillant, etc.

— En disant à haute voix : jaune d'or, jaune citron, jaune poussin, jaune soleil, etc., vos impressions varient-elles avec chaque énoncé ou n'est-ce pour vous que des mots ? Cela vous intéresse-t-il de savoir ce que vous ressentez quand vous évoquez ces variantes de jaune ?

— Avec un crayon de couleur, de l'aquarelle, de la craie ou ce qui vous va, remplissez lentement, soigneusement toute une page de jaune. Regardez ensuite cette page avec attention, de près, de loin. / Yeux fermés, pouvez-vous ensuite évoquer cette couleur avec précision ? Pendant quelques jours, gardez cette feuille sous les yeux. Ajoutez-y peut-être d'autres feuilles avec d'autres tons de jaune. Vivez avec ces jaunes divers, même — surtout ! — avec ceux qui, au premier abord, vous attirent peu.

— Placez un objet jaune, lisse et brillant si possible, dans un endroit sombre ou sur du noir. Observez ce qui se passe et l'effet sur vous.

— Sentez-vous une parenté entre jaune et or ou ces deux « couleurs » sont-elles différentes pour vous ?

— Yeux fermés, front largement ouvert, évoquez un champ de boutons d'or / un vêtement de soie jaune / un chaud soleil. / Ouvrez les yeux : la pièce est-elle plus lumineuse autour de vous, ou n'y a-t-il aucun changement ?

— Laissez-vous « appeler » par jaune là où il se présente : nourriture, publicité, images, photographies, paysages, etc. Même en images de rêve : « J'ai fait un très beau rêve avec jaune, où quelqu'un de divin me montrait différentes nuances* de jaune, grâce à un éventail, qui dirigeait les couleurs vers le bas où l'effet de la couleur était noté. Le jaune était métallique près du centre de l'éventail, et soyeux, duveteux, à la périphérie. J'ai été réveillé avant la fin du rêve. Je n'ai pas noté tel effet particulier de tel ton de jaune. Seulement le côté divin de la couleur et la coïncidence avec le début des vacances, au début d'un nouveau cycle. »

— Si vous vous mettez à jouer avec le jaune, que vous êtes sensible, pensez à la quantité que vous pouvez en supporter. La couleur agit. On peut se trouver légèrement nauséeux avec trop de jaune (personnes au foie délicat). Attention aussi aux jaunes verdâtres. Si le jaune vous incommode, revenez momentanément à des tons plus orangés. Pensez également à la quantité de jaune et à la qualité de jaune que vous pouvez supporter dans le rêve éveillé qui va suivre.

QU'EST-CE QU'UN RÊVE ÉVEILLÉ DIRIGÉ ?

C'est bien un rêve, quelque chose que l'on se dit, ou qui nous est dit intérieurement, tout en restant éveillé. (À moins d'être très entraîné, il est utile de garder les yeux fermés, ce qui n'est pas toujours facile au début avec une certaine tension nerveuse.)

C'est une histoire, une sorte de fil conducteur caché que l'on suit à travers un déroulement d'images, d'associations induites par celui qui dirige le rêve éveillé. Ces indications, ces suggestions sont faites à haute voix. (Ou alors, comme ici, par la lecture dans une attention rêveuse de la trame du rêve.) Ni discours logique, ni simple vagabondage intérieur, on trouve bien dans le rêve éveillé la liberté, les coq-à-l'âne, les « suspense », les sens cachés ou évidents qui sont le fait du rêve nocturne, mais au fil d'un certain itinéraire proposé par le meneur du jeu. Les propositions de celui-ci sont faites selon un parcours et un mouvement dynamique définis qu'il pense utiles ou nécessaires à celui qui va faire le rêve. (Dans un des exemples qui suivent : recourir à un certain jaune proposé dans diverses situations pour se dégager du poids excessif du passé.) *Le rêveur, bien entendu, fait ce qu'il peut, ce qu'il veut de ces indications.*

Sous le choc de certaines images, par l'attention qu'on accorde ensuite aux éléments les plus vivants et aux passages les plus énigmatiques du rêve, par un travail intérieur qui se fait en grande partie à notre insu un changement intervient dans le vécu ou dans la vie concrète. Il se fait ici un changement de position*. Ce qui se prépare par le rêve éveillé peut se présenter brusquement ou peu à peu à une conscience plus claire. Là où l'on se croyait bloqué, une voie nouvelle s'annonce ; là où l'on s'épuisait à chercher à comprendre pourquoi l'autre avait fait ceci ou cela, quelque chose de notre propre comportement devient évident ; de fausses assurances s'écroulent ; tout un éclairage nouveau vient mettre en relief des objets qu'on croyait connaître, bref, tel ou tel élément particulièrement actif — réjouissant ou pénible — du rêve finit par devenir intelligible.

Pour celui qui a rêvé, un nouveau tracé apparaît. Les forces se rassemblent dans cet éclairage autre et de là sortent des actes nouveaux. Cela peut se faire d'un seul coup, et c'est la surprise ; mais cela peut aussi se préparer imperceptiblement, ce qui nous fait croire qu'il ne se passe rien. Pourtant le rêve éveillé a travaillé à modifier la réalité comme nous la vivons.

Le rêve éveillé est un voyage intérieur dont la direction semble donnée par celui qui propose les divers mouvements. En fait, *chacun a en lui le maître qui lui découvre le fil caché donnant au voyage intérieur son véritable sens.*

Dans le rêve éveillé dirigé en groupe, vous pouvez laisser aller les associations d'images parce qu'une voix vous guide, tandis que vous rêvez. Ici, vous serez plus actif, puisque c'est vous qui faites les suggestions. Vous ferez des découvertes, tout en entraînant la capacité d'évoquer la lumière, la couleur. Des liaisons importantes s'établiront ainsi entre les activités conscientes et pré-conscientes.

En groupe, les points forts apparus dans le rêve éveillé, points éclairants ou douloureux, sont repris, de manière à éclaircir, et peut-être à intégrer, certains jeux d'énergie qui se sont fait voir. Ce travail est plus difficile à faire seul, mais l'intérêt est avant tout de développer et d'enrichir la faculté d'évocation, la rendant plus souple et plus précise à la fois, si vous avez auparavant pris soin de faire connaissance avec la couleur en jeu. L'attention intérieure s'affine et s'approfondit. Les découvertes sur soi-même se font comme par surcroît.

Suggestions pratiques pour les rêves éveillés

Si vous êtes embarrassé, voici quelques suggestions pratiques pour pouvoir vivre ces rêves éveillés. Elles sont valables pour tous ceux qui seront proposés ici. En voici les étapes :

a) avoir un long temps calme à disposition devant soi ;

b) lecture, relecture du rêve éveillé proposé, jusqu'à ce que le mouvement d'ensemble soit un peu familier ;

c) assis, yeux fermés, vivre le rêve éveillé, selon ce que vous avez retenu à la lecture. Ou écouter la cassette, si vous avez fait un enregistrement.

Ou écouter la voix de quelqu'un qui peut vous donner les suggestions ;
d) à la fin du rêve éveillé, laisser résonner ce qui s'est présenté ;
e) finalement, noter sobrement le ou les points forts, les plus vivants.

— La position du corps : bien assis / après quelques respirations libres / le dos redressé, dégagé — vous avez la sensation d'être tenu d'en haut par les cheveux sur le sommet du crâne — vous lisez calmement le texte du rêve éveillé. (Pour le rêve éveillé avec jaune qui, lui, est en trois parties, lire une première fois peut-être le tout, et ensuite revenir à la première partie qui fait, à elle seule, un rêve éveillé. Prendre les autres parties comme elles se présentent.)

— Chaque « pas », chaque « mouvement » possible dans le rêve est indiqué par le signe / qui encadre un élément de phrase.

Arrêtez-vous un instant chaque fois que vous arrivez à ce signe.

Laissez se dérouler les images, s'il y en a. Vous accueillez les sensations, s'il y en a, les pensées, si elles se présentent, et telles qu'elles sont. Si rien ne se présente cette fois-ci, cela aussi, vous l'accueillez.

Oui, laissez jouer ce qui se présente spontanément. C'est ce jeu spontané qui est précieux.

Rappelez-vous que tout est possible dans un rêve éveillé, et même de l'arrêter, si, vous sachant seul pour le faire, vous sentez que vous n'êtes pas prêt à voir certaines choses ce jour-là ! Plusieurs suggestions vous seront proposées ici. Parmi celles-ci, certaines seulement vous frapperont.

Les points clés du rêve éveillé sont soulignés.

— Si c'est nécessaire, et pour vous imprégner d'un mouvement d'ensemble, relisez un passage autant de fois qu'il est nécessaire, jusqu'à ce que cela devienne vivant. Quand le texte du rêve éveillé a pris la forme d'une histoire cohérente, vous posez le livre, vous fermez les yeux et — évoquant élément par élément — vous laissez se dérouler le rêve éveillé, sans vous troubler si vous sautez tel passage ou si vous sortez du cadre donné ! Ce qui est intéressant, c'est qu'il arrive quelque chose qui, sur un point ou sur un autre, fera qu'à la fin du rêve vous êtes un peu différent.

— Si tel passage a été oublié ou escamoté, que vous ayez eu trop de peine à vivre un point clé, il est toujours possible d'y revenir en reprenant à un autre moment le déroulement complet.

— À la fin du rêve éveillé, je vous suggère de noter succinctement les points ou le point marquant — qu'ils soient plaisants ou pas — et ce qui vous a, vous, particulièrement frappé.

Autre manière de faire: vous vous installez comme indiqué plus haut, et quelqu'un avec qui vous êtes en bon accord vous lit le rêve éveillé, en vous donnant le temps de vivre chaque élément. La personne qui lit, si elle est déjà sensibilisée au travail intérieur, vivra aussi, à sa manière, le rêve éveillé, tout en le proposant. Pour le rythme de la lecture, c'est vous qui donnez les indications.

Il est possible aussi d'enregistrer le rêve éveillé sur cassette, en le lisant très lentement et en respectant de longs silences entre les éléments.

Se proposer le rêve éveillé à soi-même ou le vivre, proposé par quelqu'un, donne des possibilités différentes. Les deux manières de faire sont intéressantes.

Un rêve éveillé dont jaune est le personnage central

Après un certain temps où vous vous serez sensibilisé à la couleur jaune, abordez le rêve éveillé proposé page suivante qui est, en fait, une sorte de voyage intérieur.

UN RÊVE ÉVEILLÉ AVEC JAUNE

Première partie :

• Vous vous trouvez dans un grand paysage que vous connaissez ou dans un paysage imaginé / vous marchez /
• de loin, vous voyez une maison / une maison qui vous attire.
• Approchez-vous de la maison, regardez-la bien : sa situation, son orientation, sa forme / ce qui l'entoure / ses couleurs / un détail qui vous retient / ce que vous pouvez deviner de l'intérieur, etc.
• Vous pouvez aussi décider de la survoler pour voir comment est son toit.
• À un certain moment, vous décidez de mettre du JAUNE dans ce paysage, dans cette maison. / Vous dites distinctement « JAUNE ».
• *Vous mettez du JAUNE là où vous le voulez, là où vous le pouvez, le JAUNE que vous voulez et par les moyens que vous avez* / vous modifiez votre première vision en appelant une note JAUNE — un certain JAUNE — là où vous le voulez ou là où cela vous est possible.
• Changeant maintenant de position, vous vous reculez, vous prenez de la distance et vous regardez maintenant cette maison, ce paysage, avec leur JAUNE.
• Y a-t-il une différence ? / quelle différence ? / pour la maison ? / pour le paysage ? / pour vous ?

Deuxième partie :

• Même début que pour la première partie jusqu'au moment où vous vous approchez de la maison.
• Alors, vous entrez dans la maison / vous en parcourez les pièces / vous touchez des objets / peut-être est-ce un

endroit inconnu ? / peut-être reconnaissez-vous les lieux ?

- Vous étant promené dans la maison, l'ayant bien ressentie, vous dites « JAUNE », vous la passez en JAUNE à l'intérieur, tout ce qui est possible.
- Que se passe-t-il ? / autour de vous ? / en vous ?
- *Prenant dans vos mains un objet JAUNE, vous allez à la fenêtre et vous regardez le paysage.* Comment est-il ? a-t-il changé ?
- Remarquez les couleurs autres que le JAUNE qui jouent peut-être un rôle important dans votre rêve.
- Remarquez si vous avez joie à aller avec JAUNE / s'il vous échappe / si vous ne le sentez pas bien / etc.

Troisième partie :

- Prenez une vieille maison, pleine de souvenirs.
- Passez-la en JAUNE, JAUNE-LUMIÈRE ou JAUNE-SUBSTANCE.
- JAUNE *jusque dans les recoins sombres* / JAUNE sur les vieux souvenirs, bons et mauvais.
- Aidez cette vieille maison à « accepter » JAUNE. / Elle en a besoin.

Après chacun de ces rêves éveillés, laissez se préciser en vous ce qui s'est présenté, il n'y a pas d'explications à se donner, mais bien à *laisser apparaître des mouvements*, des impressions, des émotions qui ont un sens *en tant qu'ensemble vivant* et qui vont probablement se modifier en vous, si vous ne les fixez pas en voulant les contrôler.

Rappelez-vous, pour toute cette approche lumière-couleurs, que jeu et fraîcheur vont très bien avec « observer-ressentir ».

Quelques commentaires après le rêve éveillé jaune

« Pourquoi faut-il que je mette du jaune dans une vieille maison qui me plaît telle qu'elle est ? » demande avec une certaine véhémence une personne âgée et très vivante, qui découvre qu'une grande partie de son courage dans la vie est venue par la joie que lui ont toujours donnée la lumière et la couleur. Mais aller jusqu'à mettre du jaune là où l'on était si confortable, si habitué, non !

Et si vous essayiez, pour voir ?

À la rencontre suivante, voici ce qu'elle nous dit : « Avant, j'aimais ma maison comme elle était, avec tous ses souvenirs. J'ai eu bien de la peine à y mettre du jaune, il ne voulait pas rester. Finalement, au lieu d'un jaune épais, j'en ai pris un qui était presque de la lumière tant il était transparent, et alors, surprise ! j'ai vu toutes sortes de coins lourds et morts dans ma maison. Avant, je les aurais appelés "confortables" ! Et jaune allait partout, me montrant qu'il y avait beaucoup de choses que je pouvais débarrasser en mettant de la vie, une vie fraîche partout. »

Et si vous essayiez de faire la même chose à propos de ce parent au sujet de qui vous avez une (mauvaise !) opinion bien arrêtée depuis longtemps ? Si vous passiez cette opinion au jaune ?

Quant à la possibilité même de passer une maison, une opinion en jaune, rappelez-vous que si cela ne va pas d'une manière, il y en a d'autres que vous pouvez essayer.

Voici quelques tentatives ratées de passer la maison en jaune dans le rêve éveillé ci-dessus :

« J'ai mis tout en jaune couleur boîte postale. Avec

ça, j'étouffais. » « Mon jaune à l'huile était gras, lourd à tirer, écœurant. J'ai abandonné. »

« Le mien, un jaune citron qui transperçait. Une touche, cela allait, mais quand vous avez dit “partout”... »

Plusieurs personnes ont cru entendre « peignez la maison en jaune » et se sont donc limitées à une peinture tangible. Avec le mot « passer » la maison, d'autres ont vu que jaune pouvait se poser comme de lui-même, onde, lumière.

Rappelons-nous que nous avons beaucoup de moyens à disposition, et, même si la suggestion est faite de « passer la maison en jaune », c'est nous seuls qui pouvons savoir combien il en faut et quand nous arrêter, quel ton de jaune choisir, etc.

« Je n'arrivais pas à évoquer jaune du tout. Après que vous avez suggéré, si on était en peine avec jaune, de se passer les mains (en pensée) avec un jaune d'œuf frais, j'ai trouvé le ton qui allait et mon fourneau, qui est d'habitude insupportablement noir, est devenu supportable, il y a eu une détente dans le plexus solaire, les cadres trop blancs des fenêtres se sont adoucis et les yeux se reposaient. »

Mais le plus intéressant dans ce jeu lumière-jaune-maison concerne le sens de l'espace. Pour certains, avec jaune, les murs s'éloignent, tout s'allège, les meubles même disparaissent. « On respire, on se sent bien », mais aussi, pour d'autres : « Même le toit s'en va, j'en attrape le vertige. »

Ces quelques expériences sont ici relatées non comme des « modèles », mais pour concrétiser un peu les suggestions pour les personnes qui n'ont jamais travaillé de cette manière en groupe.

Relevons ici la relation particulière qu'a jaune avec le sens de l'espace et le dégagement de ce qui est collant dans le passé. Cet aspect est d'autant plus fort que le jaune est plus « lumière » que « matière », plus transparent, plus vibrant. À ce premier effet des jaunes lumière vient s'ajouter toute la gamme des jaunes nourrissants, consistants, moelleux, etc., qui ont, eux aussi, leur effet spécifique, toujours en accord avec l'accent de la famille jaune, la plus lumineuse des couleurs.

« Et à quoi cela peut-il servir, ou me servir, de passer ma chambre en jaune ? » direz-vous peut-être à ce point de lecture. Patience ! Laissez se dérouler les jeux lumière-couleurs. Amusez-vous.

La couleur travaille toute seule, même la nuit !

Hier, tout le jour, j'ai écrit JAUNE, prononcé le mot jaune, vibré jaune en préparant le chapitre que vous lisez maintenant. Je m'aperçois ce matin au réveil que jaune a continué à travailler ! Jaune m'a poussée, gentiment cette fois, pour me faire faire un changement de position : découragée, effrayée par une longue suite d'ajustements douloureux avec une personne de la famille, j'avais fini par m'enrouler au fond d'une coquille, tout en sachant bien qu'il en faudrait sortir un jour.

Eh bien, jaune est venu me chercher au fond de la coquille ! Doucement, mais sans faiblir, il m'a poussée par petits coups, comme un animal familier vous pousse pour vous faire comprendre quelque chose. Pendant la nuit, j'ai senti cette légère pression contre le côté droit pour un retournement. D'abord, je n'enregistre que la poussée et, peu à peu, je vois où « cela » veut en venir : me faire faire demi-tour. À la qualité particulière de cette poussée — sa légèreté ferme, sa liberté dynamique — je sais que c'est JAUNE qui pousse, et qui continue à pousser, car la position de repli est déjà bien installée.

Le lendemain matin, plus moyen de rester au fond de la coquille ! Le coup de projecteur qu'y a mis jaune m'oblige à en sortir et à déposer au grand jour la peur, la colère liées au conflit. Au lieu de me tapir dans l'ombre, venir sous la lumière, et ce changement de position, c'est jaune qui l'a préparé avec son énergie spécifique. On pourrait dire, en termes concis, que jaune a fait l'ébauche vibratoire et qu'il me reste à vivre ce changement comme un mouvement stable et conscient. Un travail, il est vrai ! mais jaune l'a mis en route.

C'est à la fin de ce chapitre que vous trouverez les commentaires récapitulatifs sur les actions spécifiques de l'énergie de jaune.

Répondre par la couleur jaune plutôt que par des mots

Entrer dans le courant* de jaune, se laisser imprégner par jaune, répondre par jaune plutôt que par des mots dans certaines situations concrètes, voici ce que plusieurs d'entre nous ont tout de suite tenté :

« Mon fils (neuf ans) refuse parfois violemment d'aller à l'école. Nous faisons face à ces crises de toutes sortes de manières, mais après avoir éprouvé que jaune me dégageait, moi, j'y ai recouru pour lui. Au dernier moment, il ne voulait plus partir, colères, pleurs. Au lieu de lui parler, je me dis "jaune". J'évoque un jaune clair au-dessus de ma tête. Quand il est bien présent, j'invite silencieusement mon fils à y participer. Cinq minutes plus tard, il déclare : "Après tout, j'y vais." Cela s'est passé trois fois de suite ! »

« Il n'y a qu'un moment dans la journée où ma fille (deux ans) est pénible : celui d'aller au lit. Nous avons essayé toutes sortes d'approches, en vain. Un soir, pensant à ce qui été dit à propos de jaune, je décide d'essayer. Pour ne pas être distraite, irritée par le comportement de M., je vais dans le corridor et, sans m'occuper de ses protestations, de ses pleurs — rares mais durables — j'appelle jaune. Je le lui envoie. Ça prend de l'énergie. La première fois, à ma surprise, M. arrête de pleurer. Un autre soir, mêmes protestations, même véhémence de son côté. Je "réponds" silencieusement par jaune. Non seulement M. arrête de pleurer, mais elle se met à chanter. Alors ça... La troisième fois, cela a pris beaucoup de temps. De soi-même, le jaune est devenu doré, comme une matière laineuse qui lui faisait un petit lion dans le dos. Quand le doré a été bien établi, elle était endormie. Mais ce qui m'intrigue le plus, c'est la quatrième fois. J'étais fatiguée, nerveuse, je ne voulais plus prendre la peine d'aller calmement avec jaune. Tandis que je la préparais et qu'elle se démenait, je lui dis brusquement, en lançant mes deux mains vers elle, "jaune !" Elle s'arrête de pleurer et s'intéresse à un jouet. Je ne comprends pas du tout ce qui se passe, je constate. Et je remarque surtout que j'ai à veiller à ne pas me croire toute-puissante ! C'est là par exemple que le mot "servir" commence à me dire quelque chose. »

« Je fais appel à la couleur jaune soufre, légèrement verte, lorsque je me repose un moment au réveil pour infuser de la respiration dans une partie douloureuse de mon corps. »

CETTE COULEUR-CI,
QUEL SENS A-T-ELLE POUR MOI ?

Le sens d'un mot, pour moi, n'est pas aussi exact que le sens d'une couleur.

Georgia O'KEEFE.

Le sens d'un mot, le sens d'une couleur... et l'attention fine qu'il faut pour trouver ce sens, la vie particulière que ce mot, cette couleur dégagent pour moi, c'est tout un art !

Quelle que soit la couleur abordée, notez vos observations tout simplement, sans les arranger, sans chercher à « réussir » quelque chose. La précision est importante car les couleurs sont les éléments d'une autre sorte de langage, et des observations modestes, mais bien notées, donnent ensuite richesse et amplitude aux jeux combinés lumière-couleurs.

Les suggestions données ci-dessus pour jaune peuvent servir à aborder les autres couleurs.

En établissant une fiche pour chaque couleur, vous constituerez votre gamme de base avec les couleurs telles que vous les voyez et les vivez. Si vous y prenez goût, vos remarques iront probablement en s'enrichissant et gagneront en même temps en clarté. En page 59, vous trouverez des suggestions pratiques pour vos fiches.

Je souhaite en tout cas que les indications données ne vous empêchent pas de *goûter* la couleur, comme le fait Shanta — quatre ans et demi — pour qui on vient de dessiner un cercle sur une feuille de papier. Elle l'a rempli de jaune, «jaune, c'est pour commencer», dit-elle, et elle fait semblant, entre ses deux doigts, d'en prendre et de manger la couleur. Et elle se frotte l'estomac d'un air enchanté. « C'est bon ! »

Goûter la couleur ! la couleur vivante et en absorber la lumière. Premiers pas que nous avons faits déjà comme enfants, trésor retrouvé ! Si vous manquez de confiance en vos perceptions, si vous doutez de ce que vous ressentez, si vous avez peur de dire, donnez-vous du temps.

Au début, dans les groupes, la phrase qui revient le plus souvent au moment des échanges est celle-ci : « Ce que je vais dire est probablement stupide, mais... » ou « J'ai ressenti ceci ou cela, mais je suis probablement tout à fait à côté... » À côté de quoi ? À côté de la vie ? En prêtant attention à ces enregistrements divers, tels qu'ils sont, en nous intéressant plus à la vie de la couleur qu'à notre personnage, deux choses se passent qui paraissent contradictoires au premier abord : la voix intuitive s'affermit en nous et trouve plus aisément son expression, en même temps que nous voyons de plus en plus clairement que cette voix intuitive va avec une notion de risque. C'est un risque de donner forme à ce qui vit en nous. Le risque de nous découvrir, le risque d'être simple nous fait peur. Nous tremblons avant de dire tel mot tout nu qui, peut-être, sera mal ou trop bien compris. Il y a pourtant une éloquence propre à cet état de vérité, d'humilité. Vous avez peut-être observé, avec étonnement, avec intérêt, cette coexistence à de tels moments d'une fragilité et d'une autorité.

Anaïs Nin et Philippe Jaccottet parlent en connaisseurs de cette part de risque dans nos vies et dans notre expression :

« Ce que j'ai à dire est fragile comme la neige et fort comme le déluge. » (Anaïs Nin.)

« Je ne puis m'empêcher de m'arrêter, d'écouter parler en moi une voix sourde qui n'est pas celle de tous les jours, qui est plus embarrassée, plus hésitante, et néanmoins plus forte. » (Philippe Jaccottet.)

Risque de dire quelque chose d'intime, d'important avec des mots maladroits qui ont l'air de ne pas faire le poids, c'est en voyant ce risque, en l'acceptant — et on finit par le goûter — que nous déployons nos ailes. Qu'une force de lumière soutient et guide notre mouvement. Rappelez-vous : « Tout est lumière. Nous sommes enfants de la lumière. »

MISE EN JEU DE LA COULEUR JAUNE

Après les exercices d'observation dans votre vie quotidienne, après les rêves éveillés, après avoir joué un certain temps avec jaune, et *seulement après* — sans quoi vous vous privez de la joie et de la force que donne la découverte — vous pouvez lire, en les comparant aux points qui vous ont frappé vous-même, ces commentaires sur les actions spécifiques de l'énergie jaune (de toute la famille des jaunes, avec des accents particuliers selon les divers tons).

Jaune :

— donne un coup de projecteur qui éclaire devant ;

— montre une voie ouverte devant nous (d'arrière en avant) ;

— décolle du passé, défait la fixité venue par accumulation des résidus du passé ;

— dégage ainsi la possibilité d'avancer, jaune libère ;

— soutient l'élan de s'engager dans cette voie ouverte ;

— avec ce dégagement et cette acceptation d'avancer vient une compréhension nouvelle de la situation. On voit plus clair : effets du jaune lumière particulièrement sensibles au niveau tête. Tête claire. Joie de connaître, de comprendre. Relation avec le mental ouvert, large, éclairé ;

— au bout du jaune : joie d'agir avec la lumière. Premiers pas dans une position plus impersonnelle ;

— rappel important : *c'est toujours de la lumière que vient l'impulsion directionnelle* ;

— la lumière, l'immatériel, l'activité intellectuelle.

JAUNE : LE NOUVEAU, LA CLARTÉ, LA JOIE, L'ALLÉGEMENT

Quand faire tout spécialement appel à jaune ?

— Lorsqu'on est pris, tenu par un élément du passé et que l'on souhaite agir plus librement, jaune lumière.

— Lorsqu'on est rigide dans son jugement, gêné par ses partis pris obtus et qu'on voit la nécessité de s'ouvrir avec intelligence, jaune lumière.

— Lorsqu'on a peur du nouveau, et qu'on est attiré par lui, ou qu'on sent l'obligation de lui faire place, jaune lumière.

— Lorsqu'on se sent troublé, terni, sali, et qu'on a soif d'être lavé, jaune lumière.

— *Jaune qui éveille, qui éclaire, qui renouvelle. — Élan d'avancer et de connaître. — Se mettre en route avec jaune.*

CHAPITRE IV

VOS FICHES COULEUR

Cette liste, non exhaustive, complète les suggestions données en page 40. « Observations » est pris ici dans le sens particulier de « considérer avec attention afin de connaître » (*Petit Robert*). C'est souvent par touches fugitives rapides, légères, que la couleur se fait connaître. Parfois aussi, elle est un bain dans lequel on se plonge. Pensez à certains couchers de soleil et à leurs reflets sur tout un paysage.

UN VÉCU DE LA COULEUR

- Devenir attentif à la couleur autour de soi, en soi.
- Enregistrements concernant la couleur : les diverses nuances ou teintes d'une couleur dans des objets, des gens, des situations, par rapport à votre corps, à vous. Nuances qui vous ont frappé, et comment.
- Échantillons des tons qui vous ont frappé : cartes, peintures, photos, tissus, etc.
- Attention aux textures. Notez-en l'effet sur vous.
- Se faire une gamme de la couleur : essayer de « classer » les nuances de multiples façons, *et si possible en les faisant soi-même* au crayon de couleur, à la craie, à l'huile, etc.

  du plus foncé au plus clair,
  du plus épais au plus transparent,
  du plus morne au plus vivant.
- Attention fine aux ensembles couleur (forme — texture — couleur), et comment cela vous parle.
- Jouez aussi à nommer et à évoquer intérieurement

telle couleur avec précision. Par exemple : « jaune d'or », « vert mousse », « rouge cerise », etc.

• Imaginez des situations où vous vivez un instant avec la couleur : par exemple, jaune dans un train.

• Notez les mots, les associations d'idées, les citations sur lesquelles vous « tombez ». Votre champ d'exploration dedans-dehors est vaste. Ne vous restreignez pas dans ces jeux avec la couleur, découvrez-en le volume, la richesse.

• Mais *le jeu le plus fertile peut-être, le plus gai, consiste à trouver soi-même, crayons, pinceaux, craies en main, la et les couleurs, les formes qui nous disent quelque chose.* Même si — et surtout si — on nous a dit autrefois que nous ne savions pas dessiner !

C'est alors qu'on goûte le jeu de plusieurs couleurs en association. / La manière dont elles contrastent ou s'accordent. / Comment elles se répondent, se placent dans l'espace, etc. C'est alors qu'on se rend compte, plus concrètement, *combien le jeu de la lumière est déterminant dans l'action d'une couleur.*

• Très utile aussi, *un jeu de petits carrés de soie des Indes,* de couleur unie, qu'on peut trouver à bon marché dans les grands magasins. Leurs tons lumineux, leur toucher doux, souple, en font une gamme précieuse. Vous pouvez faire des accords, y revenir, garder la couleur dans la main, préciser ce qu'elle vous fait, observant avec précision des effets possibles (corps, émotions, sentiments), tout ce que vous recevez* de la couleur, impulsions d'autant plus riches de vie que le ton est plus lumineux.

C'est une joie de jouer avec des foulards et le goût vient de vibrer soi-même telle couleur, tel ton, de se faire émetteur*. Et là encore, les carrés de soie permettent de partir d'un ton vivant, lumineux, de vibrer ce ton-là avec une certaine exactitude et quelque clarté.

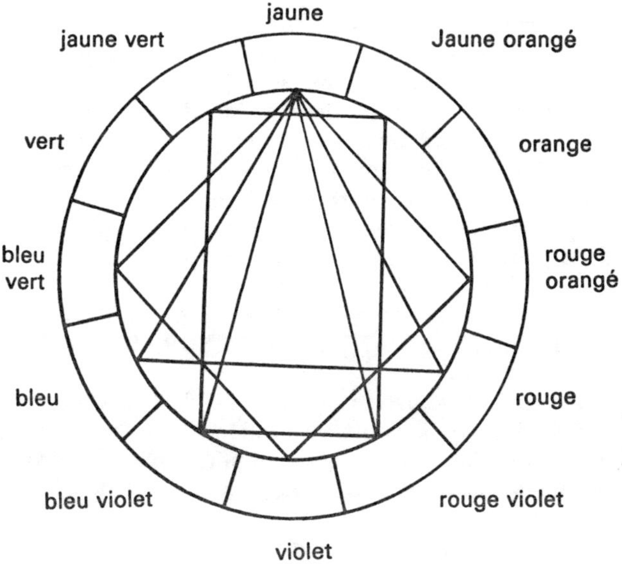

Derrière la richesse, le foisonnement du monde de la couleur : un ordre naturel. Ici, le cercle chromatique de Johannes Itten sur le jeu des couleurs complémentaires — celles qui sont en opposition en donne une illustration.

J. ITTEN, *L'Art de la couleur*

Un ami, toujours en voyage, a découvert la joie des couleurs. Il ouvre devant moi une valise plate qui ne contient pas des dossiers mais une pile de petits foulards de soie ! « Comme je n'ai pas beaucoup de temps pour travailler les couleurs, je me suis dit qu'en achetant des quantités de ces pochettes et en choisissant chaque jour, soigneusement, la couleur qui me paraissait nécessaire, j'allais m'y retrouver. Maintenant, je fais même des combinaisons de pochettes, je commence à savoir quel sens je donne à telle couleur choisie ce jour-là. Je les montre plus ou moins, selon les lieux où je vais, et il arrive que les participants à certaines sessions que j'organise, au bout d'un ou deux jours, s'aperçoivent, eux aussi, du sens que prend, dans notre travail commun, l'apparition — par exemple — de telle pochette violette plutôt que de la jaune du jour précédent ! »

OBSERVER QUAND LA COULEUR MANQUE

Notez une situation vécue dans la grisaille, sans relief, sans vie, avec une sensation d'insatisfaction ou de malaise. Diriez-vous que la lumière manquait ? Que la couleur manquait ? Et si oui, quelle couleur ? À quoi l'avez-vous remarqué ?

Avez-vous alors essayé de vibrer la couleur manquante ? Ou avez-vous essayé « autre chose » ? Qu'est-ce qui s'est présenté ? Y a-t-il eu des changements ? En vous ? Dans la situation ?

Si en vous, la couleur manque, d'où cela vient-il ? Notez vos observations sur ce manque, et aussi, s'il y a lieu, sur ce qui vient si vous avez fait appel à la couleur, que ce soit une découverte, un succès, un échec. Ce qui compte ici, c'est d'entraîner la faculté d'observation.

CHAPITRE V

BLEU ! RETOUR EN SOI. LA COLONNE BLEUE

Le bleu du ciel de Cézanne est un vrai bleu. Quand on le regarde, on a la sensation d'un bleu.
Ce n'est pas un ciel, c'est un bleu. C'est un bleu qui devient ciel. Son ciel est bleu, et son bleu est ciel.

Édouard PIGNON

C'est le bleu intense des gens du désert. Nous avons fait connaissance pour la première fois au Maroc. Dès que j'ai vu cette cape, j'ai eu l'impression qu'avec cela sur les épaules, on pourrait aller n'importe où. L'homme qui la tient ne dit rien, je ne sais même pas s'il est prêt à la vendre. Il faut attendre. La cape est très ample, bordée d'une soutache noire, avec un capuchon. J'hésite à l'acheter, car j'ai l'impression de demander à cet homme de me donner un peu de cette protection à laquelle il a naturellement droit dans ces lieux où il vit, tandis que moi...

Après un long temps où rien ne se passe, apparemment, il pose la cape sur ses épaules, en prend les deux coins inférieurs et d'un même geste, il s'accroupit sur ses talons, fait voler la cape autour de lui, croise devant son visage les deux pans d'étoffe. Toute l'ampleur se répartit autour de lui comme une tente. Il reste tranquille et dit : « Le soir, tu rentres dans ta maison. »

J'ai pu acheter la cape. Elle m'a fait une maison dans

bien des voyages, puis je l'ai donnée. C'est avec elle que j'ai commencé à être particulièrement attentive au bleu fort.

Ce bleu fort et vibrant qui vient de bien au-dessus de ma tête et que je sens comme une colonne de vie contre laquelle je prends appui, c'est un bleu qui domine dans le mausolée de Galla Placidia à Ravenne où, allié à l'or, il touche une profondeur du cœur fervent, silencieux, qui fait là provision de force.

Bleu foncé du lapis-lazuli, puissante liaison ciel-terre, qui nous soutient et nous nourrit, donnant aussi un accent nouveau, plus fondamental, à ce mot des temps actuels : solidarité. Bleu qui relie [1].

Bleus changeants du ciel, de l'océan, ou d'un lac de montagne. Bleus dans lesquels moussent des blancs laiteux. La combinaison bleue des astronautes. Bleus des vêtements d'ouvriers comme aussi des combinaisons des sportifs en mer, en montagne, sous la terre, avec du jaune et du rouge. Bleu de Matisse qui se déclare dans le blanc de la chapelle de Vence.

En arrière-fond à tous ces bleus, toujours cette colonne de vie, stable, forte.

Dans le bleu précis qui en ce moment vous parle, et tous les bleus tels qu'ils vibrent, en combinaison avec d'autres couleurs, dans l'air, dans l'eau, dans le sol, dans la flamme, dans le regard d'un enfant, dans notre dos comme une colonne de force, quelle énergie sentez-vous ? Quelle présence derrière le bleu ?

1. Voir dans le vocabulaire sous « vaste ».

PRATIQUE DU BLEU

Si le moment est venu de vous intéresser au bleu, ouvrez l'éventail des observations, des enregistrements possibles, comme pour jaune (voir pages 40 et 59). Puisez dans vos trésors, regardez autour de vous, vous serez peut-être étonné de voir que votre palette, au départ, est encore réduite. Et pourtant, que de tons de bleus !

— Passer d'un bleu ciel clair à un bleu profond* et intense.

— D'un bleu mat à un bleu étincelant.

— D'un bleu transparent à un bleu mat.

— D'un bleu dans une matière plastique à un bleu dans une laine, une soie, un coton. Connaître la couleur par le toucher et par la vue.

— Prendre un certain bleu précis (objet, reproduction, etc.) et le placer sous différents éclairages : en pleine lumière, au fond d'une pièce, etc.

— Le même bleu vu à différents moments lorsque, cette fois, c'est *votre* éclairage à vous qui change (humeur, attitude, santé, etc.).

— Porter du bleu et en ressentir l'effet. De votre jeu de petits foulards, tirez le bleu qui vous attire aujourd'hui. L'avez-vous choisi parce qu'il vous va pour des raisons esthétiques (teint, couleur des cheveux, des yeux, etc.), parce qu'il vous dit quelque chose, parce qu'il vous est nécessaire, même si, visuellement, vous n'êtes pas enchanté de ce que vous voyez ?

— Vous connaissez l'expression « cette femme est bas-bleu ! » On trouve maintenant des bas fins de ton bleu. Si vous, lectrice, en avez porté, que dites-vous alors de cette expression ? Et les bébés qu'on habillait en bleu s'ils étaient garçons et en rose s'ils étaient filles !

— Si pour un cadeau vous avez un choix de couleurs, et que vous preniez bleu, savez-vous pourquoi ?

— Promenez-vous sous les étoiles et vivez le bleu du ciel nocturne.

— Y a-t-il des bleus qui vous donnent un réel sentiment d'espace, de distanciation ? Des bleus qui vous emmènent loin ? Vous sentez-vous alors mieux repéré, ayant — par bleu — pris une distance ? Cette distance qui permet de se retrouver, de se dégager. *Avec bleu, à la fois on prend du recul et on s'élève.*

Lorsque le « dégagement » est juste, à un moment ou à un autre, il se fait un retour à la situation pratique avec des forces renouvelées. Lorsque la distanciation prend l'allure d'une fuite, d'une illusion, il n'y a pas de forces nouvelles pour revenir sur le terrain pratique et pour agir.

Ainsi, certains bleus d'un idéal vague, bleus dans lesquels on « nage », donnent un détachement illusoire, étant inconsistants et sans vie.

— Peignez une gamme de tons de bleus, en bandes verticales, ou en empilements horizontaux, du plus délicat au ton le plus soutenu. Vous peignez les bleus que vous voyez, ceux que vous ressentez et, en fait, à chaque nouveau ton, vous pouvez enregistrer comme une infime impulsion différente de celle du ton précédent. Ou encore, rien ne se passe pendant plusieurs bandes et tout à coup, un certain ton vous touche, vous frappe, vous pique, vous caresse, vous choque, etc. Que fait-il en vous touchant ? en d'autres mots, à quoi vous pousserait-il ? Vous vient-il un geste, un mot pour exprimer le mouvement particulier qui s'est fait en vous au contact de ce certain bleu ?

Le jeu s'arrête là où vous dites : « je n'aime pas ». Ce serait dommage pourtant de ne pas aller voir plus loin...

— Chaque fois, laisser l'enregistrement se faire librement. Ne rien vouloir. Si rien ne se passe, c'est cela que vous notez. Ce « rien » pouvant dire bien des choses différentes, par exemple, que, réellement, cela n'a rien touché de notable / que vous n'étiez pas présent / que cela a touché une zone encore inconsciente / que c'était si près d'un point sensible que vous vous défendez par cette sensation de « rien » / qu'il s'est passé quelque chose pour quoi vous n'avez pas de mots.

Oui, tout à coup, dans cette approche, on peut être arrêté intérieurement. L'attention devient très fine. On laisse aller le souffle. On ne voit pas clairement, on pressent, dans la profondeur. On laisse jouer la vibration en nous, en nous qui sommes aussi un champ vibratoire.

— Quand vous remarquez des différences d'effets sur vous, pouvez-vous dire où s'est enregistrée cette « différence » ? Dans le corps ? Autour du corps ? Dans les émotions ? Dans la pensée ? Reste-t-il quelque chose de l'enregistrement comme une onde qui se déroule après telle couleur ? etc.

LE RÊVE ÉVEILLÉ EN BLEU, EN QUATRE TEMPS

Premier temps:

• Vous choisissez un élément BLEU (pierre, objet, peinture, reproduction, tissu) d'un BLEU intense, profond et vibrant de lumière. Vous le posez à côté de vous, sans vous en occuper.
• Vous vous préparez — comme cela a été indiqué pour le rêve éveillé avec jaune (voir pages 42 à 47): mettre à part un moment calme dans un lieu calme / Étirements / Quelques respirations lentes, approfondies / S'asseoir, dos déroulé dans toute sa longueur, bien redressé, se sentir comme tenu par les cheveux au sommet de la tête.
• Vous évoquez un paysage. Celui qui vous vient, qui, en ce moment, se présente à vous. Vous marchez dans ce paysage / vous le regardez du haut d'une colline / vous le survolez / vous vous tenez immobile dans le paysage / vous le sentez, le découvrez, le goûtez.
• Vous êtes attentif à ce qui vous attire et vous touche dans le paysage / à ce qui, peut-être, vous trouble ou vous effraie.
• Vous cherchez votre place dans le paysage. Vous vous y posez. (Rappelez-vous qu'en rêve éveillé toutes les situations et tous les mouvements sont possibles, que vous n'avez pas à suivre toutes les suggestions qui sont faites ici.)
• Y a-t-il une couleur dominante, ou des tons dominants, ou une combinaison de couleurs particulière ?
Ayant fait cette première connaissance avec le paysage / vous ouvrez doucement les yeux / vous vous étirez / vous respirez / et vous notez les points qui vous ont frappé.

Deuxième temps :

• Vous regardez l'élément BLEU que vous avez choisi pour son intensité, sa lumière : calmement, vous plongeant dans ce BLEU / longuement / respirez, étirez-vous doucement.

Troisième temps :

• Refermant les yeux, vous revenez à votre paysage... ou au paysage qui se présente maintenant.
Est-ce le même paysage ? Le même relief ? Y a-t-il des différences ? Mêmes couleurs ? Même tonalité ? Même profondeur ?
Vous sentez-vous pareil ou différent ?
L'éclairage, la lumière, ont-ils changé ?
Êtes-vous revenu à votre place ou êtes-vous ailleurs ?
Étirez-vous doucement, ouvrez les yeux.
Que vous reste-t-il maintenant de ce passage au BLEU ?
Notez ce qui frappe, les points marquants : *un changement dans le paysage = un changement en soi.*

Quatrième temps :

• Voyez-vous, maintenant, imaginez-vous dans un petit groupe de personnes (entre deux et une dizaine), groupe dans lequel vous êtes mal à l'aise (inquiétude, oppression, agitation, etc.).
• Vous évoquez maintenant BLEU.
• Vous vous « habillez » de BLEU.
• Vous mettez BLEU derrière vous, en arrière-fond, autour de vos épaules, sur vous.
• Si c'est possible et nécessaire, BLEU en vous.
Vous êtes maintenant en dominante BLEUE.
• Vous vibrez ce BLEU qui est en appui dans votre dos, au-dessus de la tête et en appui dans l'arrière-tête, peut-être très légèrement autour de vos épaules, dans la

nuque. Comme une cape invisible, cape vibratoire qui vous protège.
- *Et avec ce BLEU, vous réintégrez ce groupe.* Vous entrez dans le groupe, vous étant fait BLEU.
- Et vous vivez.

Vous regardez.
Vous ressentez comment vous êtes placé dans le groupe.
Ce qui se passe.
Ce qui se fait.
- Étirez-vous, ouvrez les yeux doucement pour garder contact avec ce BLEU qui reste vivant.
- Notez.

Effets du rêve éveillé, quelques commentaires :

Après avoir regardé le bleu profond du deuxième temps, il y a souvent une intensification. Le paysage lui-même révèle alors plus de plans en profondeur, le regard voit plus loin, il perçoit en volume, tout est plus vivant. « Passant au bleu, j'ai vu comme un paysage derrière le premier. Avant, j'étais en dehors. Après, tout s'est enfoncé dans un bleu profond. J'étais dedans, présente. Le paysage avec tous ses plans a semblé s'éloigner, mais il est devenu lumineux. Je voyais plus clair. » Si le premier paysage était agité, le deuxième peut être tout simplement ample et calme, comme stabilisé.

Quelques commentaires sur le quatrième temps où l'on s'est vêtu de bleu et où l'on revient dans le groupe :

- « En apparaissant en bleu, cela a fait fondre les autres ! J'ai eu envie de rire. Ils sont devenus tout petits et après, j'étais bien. Je suis devenue gigantesque et d'une force... Je pouvais pousser les falaises. Les gens étaient comme de minuscules champignons. Oui, je me suis trouvée plus grande que les autres. Cela m'a permis de les aimer.

— *De les aimer ou de les écraser*?

(Un temps.) — D'abord la tentation de les écraser, c'est vrai. Mais ce qui était quand même premier, c'était un élan de les aimer. »

• Question aux participants :

« Vous êtes-vous sentis plus vulnérables avec bleu ?»

Ce qui a provoqué la seule réponse unanime :

« Plus vulnérable ? Au contraire. Protégé. Protégée.

— *Une protection qui vous enferme ? Qui vous exclut ?*

— Non, une protection vaste. »

• Plusieurs personnes sont frappées par le fait que bleu dégage, les remet à leur taille, leur donne une certaine force, mais coupe le contact avec les autres. D'où une gêne. Dans le troisième et le quatrième temps du rêve éveillé, bleu agit de deux manières. Il donne dégagement, recul, distance, d'où protection, sobriété, vue plus claire, par le fait qu'on retrouve contact avec soi-même, qu'on rentre dans sa base.

Dans toute situation de malaise, c'est un mouvement indispensable : d'abord se retrouver soi-même, sans s'occuper du contact avec les autres.

C'est alors que, grâce à ce dégagement, au fait qu'on est mieux soi-même, on peut revenir sur le terrain, autrement, reprendre contact avec les autres, dans une autre attitude, à partir d'une distance juste.

Cette impression de gêne parce que bleu donne une distance, cette exigence qui se trouve dans la rectitude de bleu, il faut bien l'accepter ! Bleu n'est pas confortable. Plus une couleur est proche de lumière, plus elle est pure et directe, plus elle est exigeante.

Bleu pur, dans une relation, ne permet pas de s'arranger avec des mensonges. Bleu, si on s'ouvre à sa vibration, révèle aussi les mensonges d'une situation dont nous n'avions d'abord enregistré que le côté « malaise ». Montrant ce qui était caché, il peut nous pousser, par un changement de position intérieure (recul-centrage), à faire réparation.

« Avec bleu, je cesse de m'agiter pour trouver ce que je devrais faire et dire avec les gens. Je me recule un peu et même, je m'appuie comme contre un mur, ce bleu, dans mon dos. » Est-ce là peut-être une des relations entre « bleu » et « patience » ? En tout cas, entre bleu et endurance.

Que se passe-t-il quand bleu intervient ?

Y a-t-il quelque chose de commun dans les quelques exemples donnés ici où bleu est intervenu ? Peut-être le fait que *bleu nous renvoie à un certain silence, à un volume d'espace silencieux.* Curieux, que ce verbe de « renvoyer » s'impose, alors qu'on n'a pas l'impression d'être « parti d'un silence ».

Bleu donc me renvoie à un silence, en moi, au beau milieu de la situation vécue, quelle qu'elle soit. Généralement des situations où, manquant de direction intérieure, on se trouve débordé par ses réactions personnelles. Être au beau milieu, faire un avec une situation, c'est nouveau. Jusque-là, la situation, les autres, étaient d'un côté d'une paroi de verre ou de fer, et moi de l'autre.

Avec bleu, quelque chose se décompresse et s'ouvre. Dans ce vaste retrouvé, ce qui était anecdotique — qui paraissait capital un instant avant — fond, ou se dissipe de soi-même. D'un instant à l'autre, le paysage a changé, montrant un ordre dans une perspective nouvelle. Ce qui est important se dégage.

Bleu met de l'orde, un ordre sans règlements, dont les premiers effets sont sensibles dans le corps : soupir de soulagement, la respiration se libère, la tension dans les yeux, dans la mâchoire, dans le plexus solaire,lâche d'elle-même, un courant défini passe dans le dos, toutes sortes d'effets que ne produit pas toujours la lecture d'un ordre de police !

Le courant bleu m'a ramené « chez moi », en soi. Je m'y baigne consciemment et, de là, voyant plus clair, étant plus libre, les mots, le geste, l'acte nécessaires viennent plus naturellement. Si ni les mots, ni le geste, ni aucun acte concret ne me sont possibles, eh bien, je reste dans ce bain bleu, dans ce silence plein et sobre, attentif, à l'écoute, sur un terrain déblayé de tout un fatras de réactions, de préjugés.

Des exemples dans la vie quotidienne

Bleu, et force de rester silencieux : « Je reçois souvent des appels téléphoniques internationaux pour des contrats roulant sur d'énormes sommes. Fréquemment, je me fais bousculer, injurier par des gens nerveux, pressés. J'en suis venue à redouter la phrase "Madame, on vous appelle de... Tombouctou." Après notre cours lumière-couleurs, je me suis dit "On va bien voir si bleu peut faire quelque chose !" Maintenant, quand on me passe la ligne longue distance, avant de prendre l'écouteur, une respiration, je dis, je vis BLEU... et je les laisse crier. Je reste calme sans effort. Étonnant, non ? »

Bleu, et sens de protection : « Après une attaque que j'ai subie dans la rue, toute la nuit, des images continuaient à m'ébranler. Vers le matin, j'ai repensé à une écharpe indienne de laine que j'avais achetée le jour précédent, une écharpe d'un bleu foncé tellement intense que je m'étais dit : "Pour qui sera-t-elle ? En tout cas quelqu'un qui va être dans une situation corsée." J'ai posé l'écharpe de laine sur le lit, et j'ai laissé agir ce bleu indigo, sa plénitude, sa droiture, des larmes sont enfin venues, avec le mot de "protection". Une fois dit, ce mot, je me suis aperçue qu'il était "protection pour nous tous ensemble". Deux jours entiers, ce bleu est resté actif. J'ai posé un cristal sur l'écharpe — besoin d'être lavée — puis est venu le moment où j'ai pu mettre à côté de l'écharpe bleue un certain rose tout tendre, bien humain... et j'ai été alors mieux prête à retourner dans la foule. Mais maintenant — parce que je me sens plus vulnérable ? — je me mets dans bleu quand je suis dans la foule ou dans les coins noirs des grandes villes. »

Bleu pour se calmer, se fortifier : « Bleu avant de monter dans l'avion et chaque fois que j'entre dans un aéroport. Dans l'avion, un bleu plus clair, plus floconneux. »

Bleu lapis-lazuli : « Si vous avez la chance d'en avoir un dans la main — c'est plus difficile depuis que l'Afghanistan est occupé — gardez-le, regardez-le, passez-le à vos voisins, comme je l'ai fait, et demandez-vous à quoi il fait écho en vous, ce qu'il réveille. Nous avons fait cela dans un petit groupe. Cela a été notre programme de la soirée. Il s'est passé quelque chose. Il en est sorti une impulsion nouvelle. »

Une colonne bleue pour un long temps de maladie : « Pendant un long temps éprouvant après une opération, j'ai eu sous les yeux un dessin que m'a fait un jeune ami. Il a pensé à moi, il voulait me soutenir. Un des dessins est une sorte de vasque faite de légères vapeurs bleues avec beaucoup de blanc dedans, c'est floconneux, doux et frais, je m'y baigne. J'oublie : il y a un petit éclair zigzagant vert à travers le bleu. L'autre dessin, au moment de l'opération, c'est un petit plan vert d'herbe vert-jaune, frais, aéré de blanc au bas de la page et un ruissellement d'un bleu de ciel sur tout le reste. Cela me fortifie. J'aime recevoir des dessins d'accompagnement. »

Bleu pour se dégager : « C'est en regardant un certain

bleu — avec du jaune et du rouge — à l'exposition de Staël que j'ai "vu" que je devais rompre avec mon ami. Vu oui, mais la force ? Puis-je me servir de bleu, de ce que j'ai vu dans ce tableau ? cela peut-il jouer ?

— Ce que vous y avez vu, c'est en vous, alors ? Est-ce bleu tout seul qui vous a frappée ? Est-ce la lumière dans ce bleu ? Et les touches jaunes et rouges dont vous avez parlé ? Elles font partie de ce choc, de cet ébranlement qui vous a fait dire "je dois rompre avec mon ami". Restez attentive à cet ensemble vibrant. Laissez-le faire. À un moment donné, vous saurez reconnaître : "C'est maintenant." »

Bleu, c'est «vaste» : « La note de fond qui traverse pour moi tous ces bleus, transparents ou opaques, foncés ou légers, c'est vaste. Un vaste possible dans mon quotidien. »

Les couleurs sont des forces.
Henri MATISSE.

Bleu et jaune ensemble

Qu'est-ce que cela donne ? Déjà nous pouvons associer des couleurs. Une couleur ne joue pas seule. Si nous les isolons, c'est pour mieux connaître chaque note de notre gamme chromatique, mais toutes sont intéressantes dans leur jeu d'ensemble avec la lumière et entre elles.

La rencontre de bleu et de jaune peut être un choc. Mettez l'un à côté de l'autre un bleu et un jaune décidés, francs. Quelle énergie cela dégage-t-il ? Que pourrait-on faire de ces deux mouvements, ensemble ? À quoi cela me pousse-t-il, moi ?

Comment tenir en soi ces deux mouvements, celui

de jaune qui va vers l'avant et celui de bleu qui est mouvement vers le fond ? Comment équilibrer cette tension ? À vous d'essayer.

Dans la mode, dans la publicité où jouent souvent ces effets bleu-jaune, cette tension particulière, regardez l'énergie que cela dégage. Amusez-vous à regarder et à vous y intéresser pour reconnaître une énergie à disposition dans un jeu d'ensemble, les autres partenaires de l'ensemble, les autres couleurs étant visibles ou invisibles.

« Je ne voulais pas revenir à jaune que j'avais eu tant de peine à lâcher. Tandis qu'avec bleu... Mais je viens de voir que ma mauvaise humeur tient à ce refus d'accueillir jaune. Que va-t-il encore modifier à "mon" bleu ? »

« Bleu et jaune ensemble, en voilà une combinaison inesthétique ! Et pourtant, en en parlant, je vois que c'est bien un foulard bleu et jaune que je mets sur la tête quand je remue des pensées sombres et que je veux en sortir ! Une rose jaune dans un vase bleu que j'ai trouvée dans ma chambre a balayé la fatigue et la mauvaise humeur d'un long voyage. »

« Mes essais avec jaune et bleu : j'ai pris le bleu indigo, celui qui tient, qui inspire, qui relie, et un jaune lumineux. J'ai cherché lequel je voyais comme fond et lequel trouvait sa place devant. Devant le fond foncé du bleu indigo, jaune prend un éclat net, direct, plus vibrant. Il sait ce qu'il a à faire : éclairer d'en haut et pointer vers le but, donner l'impulsion, la vision, nécessaires pour avancer. Bleu, lui, me paraissait retenir ce jaune, lui assurant une base large et juste, pour tous les humains. Jaune gagnait ainsi en direction et en sens humain. »

« La source de bleu et la source de jaune me paraissent presque conjointes, mais les couleurs diffèrent dès la sortie. »

MISE EN JEU DE LA COULEUR BLEUE

— Bleu : une colonne d'énergie venue de haut, stable, pleine, pure. Une colonne qui est aussi fleuve vertical d'énergie contenue !

— Bleu nous replace, nous ramène à la fois en arrière, dans le fond, et en haut.

— Sentiment d'être remis dans la lumière (en haut, comme sur une montagne) et de faire retour en soi (dans la profondeur de sa maison, chez soi, et non plus seulement « au balcon »).

Ce double mouvement éprouvé comme un retour à la source, là où l'on retrouve le sens de la direction et du sacré.

— Physiquement : ce courant nous redresse, nous allonge, et nous ramène légèrement en arrière. La force stable de bleu est sensible surtout dans le dos, la nuque, l'arrière-tête. Elle permet de tenir une position de fond sans effort.

— On peut s'appuyer contre la colonne bleue ou bien être tout entier partie de la colonne, transparente. (Effets différents.)

— La radiation bleue nourrit, soutient. Elle est exigeante. C'est un courant direct, sans accommodements, qui, dans les bleus vibrants, peut avoir quelque chose de l'épée.

— Bleu nous ramène à notre essence, pas à nos rôles.

— Bleu fait vibrer un plan ultra-personnel. On voit « comme du haut d'une montagne ». C'est la descente qui peut présenter quelque difficulté !

— Danger : voir plus clair, voir quelque chose que les autres ne voient pas, se sentir fort... dès qu'on se laisse prendre à l'illusion de supériorité, à la tentation de puissance, paf ! on tombe de la montagne. Ou plutôt, la montagne n'est plus que du carton-pâte.

— Ce bleu d'altitude, ce bleu d'océan, est pour nous tous, ensemble, et ce qui me touche particulièrement dans le bleu lapis-lazuli, c'est qu'il donne corps, pour moi, à cette valeur fondamentale de « solidarité », cette valeur qui vibre lorsqu'on dit tout simplement : « Nous travaillons ensemble. » Ce qui est vu, vécu, « sur la montagne », tous y ont part en même temps.

Tandis qu'on redescend de la montagne, rapportant une fleur de là-haut, se préparent en nous, calmement, les actes nécessaires dans le quotidien. (Ce mouvement sera précisé plus loin avec le rêve éveillé de bleu et violet.)

— Le mouvement de bleu ne nous pousse pas en avant, comme jaune. Bleu rassemble les éléments, les intériorise, les unifie dans une verticale et une profondeur*.

— Bleu : espace cosmique, profondeur qui contient tout.

BLEU : LE RECUEILLI, LE VASTE, LA DIRECTION RETROUVÉE

Quand faire particulièrement appel à bleu ?

— Quand on est embrouillé, rapetissé, agité, qu'on n'y voit plus clair.

— Quand on est sans direction, déboussolé, gravement désorienté, qu'on n'a plus d'espérance.

— Dans une situation qui demande une grande force intérieure, surtout si elle dure.

— Quand quelque chose de grave surgit, où que ce soit, qu'on ne peut rien faire pratiquement, mais qu'on se sent participant, qu'on a le besoin de « soutenir » la ou les personnes éprouvées, la situation d'ensemble, etc. (Rappel : une vibration couleur ne se donne pas comme un objet. On la vibre en soi, on la vit, et d'un mouvement naturel, on peut y associer l'autre, les autres. C'est par la lumière, et par la lumière dans la couleur, que nous pouvons, je crois, partager les couleurs, à courte et à longue distance.)

— Quand tout paraît futile, dévalorisé, terni. Quand on a fréquenté des gens très négatifs.

— Un verbe qui va bien avec bleu : ressourcer.

— Bleu = profondeur et pureté de l'espace. Par une nuit où les étoiles étincellent, quand tout est clair, pur, calme et intensément vibrant, c'est le grand bain bleu.

CHAPITRE VI

VIBRER UNE COULEUR, UNE ILLUSION ?

À ce point de votre lecture, cher compagnon de découverte, croyez-vous qu'il soit vraiment possible d'émettre une couleur, de répondre à un enfant par jaune, par exemple ? Et que cela soit agissant ? En avez-vous fait l'expérience vous-même ? De quoi s'agit-il ? N'est-ce point une illusion de croire que nous avons bien en nous la faculté naturelle de vibrer une couleur ? Autrement dit, de passer d'une position passive, limitée par toutes sortes de réactions, à une position active, c'est-à-dire éveillée, libre ? Et que ce changement de position soit tangible, même s'il est de l'ordre des impondérables ?

Essayons, ce qui n'est pas facile, de préciser ce que nous entendons quand nous disons ces mots [1].

évoquer un courant lumière-couleurs, puis
émettre une couleur, et enfin
vibrer une couleur, pour ne pas parler de la possibilité de
tenir une couleur qui, elle, demande déjà une certaine maîtrise.

Commençons par la possibilité d'*évoquer un courant lumière-couleurs*. Vous avez remarqué que dans les suggestions, le verbe évoquer revient souvent. (« Évoquer la lumière du matin dans votre rue, ou à la montagne,

1. Pour les verbes, « évoquer », « émettre », « vibrer une couleur », voir dans le vocabulaire sous « recevoir-émettre ».

etc. ») Quelle différence entre évoquer et émettre? Disons qu'évoquer sert de préalable.

Parmi les acceptions diverses que relève le *Petit Robert*, on peut retenir celles-ci : « Évoquer : appeler, faire venir. / Éveiller, réveiller, susciter. / Faire apparaître à l'esprit de quelqu'un par des images et des associations d'idées. » Et dans notre contexte : se relier à un courant lumière-couleurs, ce qui demande de lâcher la position égocentrique, de s'ouvrir à un plan impersonnel ou ultra-personnel, ou plus incluant. En fait, le mouvement de se relier est simple et naturel là où notre réceptivité est libre. Ce qu'on appelle le « donner et le recevoir » fait un tout. Nous retrouvons quelque chose de notre nature profonde qui est de rayonner.

Voir et évoquer. J'ai peu à peu abandonné le verbe « voir » dans les rêves éveillés. Avec « voir », l'impression est souvent qu'il faudrait voir, « comme avec les yeux, une chose dehors », et que si l'on ne voit rien, c'est qu'il ne se passe rien ! Comme si la couleur était non pas une onde, mais un objet solide. Comme si elle se trouvait devant nous, là, dehors, de même que nous avons tendance à penser que les personnes, les objets, les situations sont en dehors de nous seulement, généralement devant nous.

Évoquer, plutôt que voir, c'est le regard dedans et dehors en même temps, davantage une écoute.

Dans un centre de recherches à l'Université d'Alberta, au Canada, les photobiologistes ont observé que la lumière produisait le même effet sur la pression sanguine, sur le pouls, et sur le rythme respiratoire de neuf étudiants, parmi lesquels deux étaient aveugles ! Vibratoirement, l'enregistrement s'est fait pour tous, même pour ceux qui ne « voyaient » pas. Et comment penser que, touchés par la lumière dans leur sang, leur pouls, leur souffle, il n'y ait pas aussi écho dans leur sensibilité ?

Si vous dites « moi, je n'y vois rien » ou « ces couleurs, cela ne me dit rien, il ne se passe rien », pensez aux aveugles d'Alberta !

Ayant commencé par faire appel à lumière-couleurs, par évoquer une couleur, et nous servant pour cela de la richesse, de la précision de notre réceptivité, nous pouvons :

ÉMETTRE UNE COULEUR

Devant moi, une rose rose commence à s'ouvrir et à se dérouler. Il y a toutes sortes d'impressions suscitées par cette rose, mais c'est sa couleur qui me retient. Je rentre de la ville et ce rose me paraît peut-être la note qui manquait le plus dans le tohu-bohu des rues. Bon ! Je regarde cette rose... j'essaie de vous dire de quelles manières :

Première position : je vois bien la rose, cette rose rose qui commence à s'ouvrir. Le jeu des ombres et de la lumière sur les pétales, au centre, cette couleur ineffable... je voudrais... je voudrais..., il y a un élan pour saisir cette rose, pour me l'incorporer. Tellement que... j'avale cette couleur ! Elle tombe en moi... et c'est tout.

Je l'ai consommée.

Il y avait ce rose vivant devant moi, si beau que je voulais l'avoir, puis le petit plof ! que fait la couleur quand elle est avalée, plof suivi — si j'y regarde bien — d'une déception : « Ce n'était que ça ! » Et quand je regarde la rose maintenant, elle me paraît moins vivante qu'avant.

Deuxième position : la rose, le rose, la lumière dans la rose... et je leur réponds. Le rose et moi dans un même mouvement, un même « chant ». Le rose est offert, donné, vibré, comment dire ?

Par cet accord silencieux entre la rose et moi, il rayonne.

Joie de découvrir que ce mouvement de rayonner est « naturel », qu'il amène avec lui une fraîcheur de source, qu'il n'est pas lié au temps. Ce rose-là est toujours présent, je pourrais même l'emporter dans la foule, la prochaine fois que j'y serai.

Ce changement de position, le passage de la position « passive » à la position « éveillée », qui est une sorte de culbute, est vécu comme un mouvement réel, un mouvement intérieur, soutenu et rendu précis par une position corporelle correcte : un ajustement exact au niveau de la taille — le dos n'est plus rigide ou affaissé, il se redresse de lui-même — un léger recul, une élongation, tous ces mouvements fins et nets en réponse aux courants de vie qui viennent par le sommet de la tête et par la base de la colonne vertébrale.

Cet étirement-dégagement s'est fait par le souffle et par la présence de ce qui, au-delà de nos limites personnelles, résonne jusque dans notre for intérieur. C'est à partir de cette position qu'on peut parler d'émettre une couleur. Être émetteur, si nous prenons l'exemple de la rose, c'est chanter avec la rose, être soi-même la rose, au lieu de l'avaler, de la consommer.

Pour être émetteur, être d'abord ce bon récepteur libre de parasites, qui laisse bien passer le courant.

Ce que je reçois de la rose, ce qu'elle me donne, et ma « réponse » consciente silencieuse, c'est cela tout ensemble qui fait l'émission.

Théoriquement, on pourrait être dans la position « émetteur » n'importe où et dans n'importe quelle situation. En pratique, nous tous qui nous entraînons depuis des années, nous constatons que c'est plus difficile couché que debout, ce qui nous a rendus aussi plus attentifs aux besoins des personnes malades et alitées. Plus difficile aussi quand on est pressé, inquiet, etc.

Ce qui amène à la remarque qui aurait pu ouvrir ce chapitre : il y a beaucoup à laisser tomber pour pouvoir « chanter » la couleur !

La source de cette faculté d'émettre est dans la lumière. Et comme la lumière n'apparaît pas forcément sous forme de faisceau bien défini, nous la cherchons dans le noir, comme le clown Dimitri dans l'arène sombre du cirque, qui s'en va rassemblant, recueillant soigneusement, concentrant les taches de lumière tombées du chapiteau.

L'homme qui s'est fait soleil, un autre exemple de notre faculté d'émettre.

Cette histoire vraie d'un homme qui s'est fait soleil a été vécue par l'écrivain Pierre Derlon. Il a vécu avec les gitans, et on l'interrogeait pour savoir comment il avait su qu'il était un guérisseur. « Certains faits m'ont frappé, répondit Pierre Derlon, mais j'ai dû passer un examen. Mon examinateur m'a donné cette tâche : "Tu vas changer tes habitudes et tu vas travailler le jour. Sur la fenêtre de ton atelier, tu mettras une plante. À toi de faire que, par ta position intérieure, peu à peu cette plante s'oriente par rapport à toi et non pas par rapport au soleil. Chaque nouvelle pousse se tournera aussi vers toi, du côté de l'intérieur de l'atelier, et non pas vers le soleil." »

Quand ce fut fait, l'examinateur dit à l'homme qui

s'était fait soleil : « "Tu as passé la moitié de l'examen. Maintenant, tu vas rendre la plante à sa loi naturelle." Quand la plante finit par se retourner tout naturellement vers le soleil, j'ai su que j'étais un guérisseur. »

Une histoire frappante, non ? Exemple d'émission pas trop aisé à imiter ! Se faire soleil — « cet enfant est un vrai rayon de soleil ! » — et ne pas se prendre pour lui !

La provocation des tulipes.

Après l'homme qui s'est fait soleil, un autre exemple concret du jeu recevoir-émettre, impression-expression.

Il y a plusieurs manières de répondre à une déclaration, à une provocation de la couleur. Je passe par les jardins d'une ville, au bord d'un lac. Derniers jours de printemps. Tout à coup, arrêt net, comme si j'avais buté contre un mur invisible. Devant moi, un parterre en carré, planté de tulipes d'un rouge si violent que le souffle en est coupé. Je reste là sur place à un mètre, arrêtée par l'intensité des vibrations de ce carré de fleurs rouges.

J'essaie de dire ici les différents mouvements qui se sont suivis rapidement en moi à l'instant de la rencontre :

Choc des rouges d'abord dans la région du sternum, comme si j'avais à avancer contre une résistance forte et régulière : souffle coupé, les tulipes s'appuient contre moi. Dans le rouge de ces tulipes appelées « Chaperon rouge » — pauvre loup ! — courent des sortes de flammes orange. Ça brûle et transperce.

Me protéger. Comment ? M'entourer de quoi, qui ne m'enferme pas ? Changer de place ? Oui, c'est vrai qu'en me déplaçant légèrement, le soleil ne les frappe plus de cette manière qui exalte au maximum leur couleur. Mais en revenant à ma place, quelle couleur émettre ? essais avec du rouge — moins virulent — que je mets en cape autour de moi. Guère concluant.

Un peu calmée, et regardant toujours ces tulipes-adversaires, j'entrevois maintenant que cette provocation, c'est aussi *une énergie offerte, un échange possible.*

Pourquoi m'en tenir à la position « me protéger » ? Et pourquoi m'agiter d'être agitée ? Acceptant cette agitation, elle se calme et la respiration se régularise. Je commence à bien m'amuser.

Emprunter cette énergie rouge de la fleur pour sortir celle qui est en moi, essayer de *sortir rouge.* Répondre à la tulipe, y compris à ses excès à ma manière et selon mes moyens.

Ce changement de position pourrait se préciser ainsi : première partie de la rencontre, je recule et cherche un refuge. Ensuite, je regarde la situation et j'accepte ce que j'appelle « la violence » des tulipes, écho de la mienne ! Je peux alors entrer en relation avec ce rouge, rencontrer la tulipe, et par une sorte de mouvement de ré-engagement, me déclarer, vibrer le rouge qui est le mien. Pas de mouvements extérieurs visibles, mais une nette tonification. Si les tulipes rouges au soleil délirent d'énergie vitale, ce matin, moi je me fortifie en courage en leur faisant vis-à-vis.

En fait, cette formation en carré dynamique rappelait ces formations de fantassins dans les livres d'histoire, carrés en marche, massifs, impitoyables. Rouge, guerre, flammes, danger. Il suffisait pourtant de se déplacer de trente à quarante centimètres pour que le soleil touche autrement les tulipes et que le rouge lance des flammes de vie.

ÊTRE PRÉSENT AVEC LA COULEUR PAR UN CHANGEMENT DE POSITION DE PASSIF À ÉVEILLÉ

a) Se rendre compte d'une coupure, d'un enfermement, d'un durcissement, ce qui suppose un retour en soi.

b) Désirer, accepter, décider de changer de position.

c) Réapparaître dans la situation en étant attentif, participant.

Vivant plus souvent ce jeu d'ensemble consciemment dans les occasions banales de la vie quotidienne, je reconnais plus aisément la note qui est la mienne, cette note « fragile comme la neige et forte comme le déluge ».

LE PASSAGE DE LA LUMIÈRE PAR LE PRISME ET LE JEU DES COULEURS, EN PHYSIQUE. CE QUE NOUS POUVONS EN VIVRE DANS UNE INTÉRIORITÉ

Dans le cristal, grâce à un lien invisible, les couleurs du ciel sont maintenues sur la terre.

Gaston BACHELARD

Lumière, couleurs, thème et trame de ce livre, et des exercices proposés ; transformation de la lumière en couleurs, que peut-on dire ici de ce passage dans le monde physique, et en nous ?

Regardez l'illustration ci-contre : un prisme transparent sur fond noir. Le prisme triangulaire reçoit, par son côté droit, en haut, un fin rayon de lumière blanche. Que fait-elle une fois dans le prisme ?

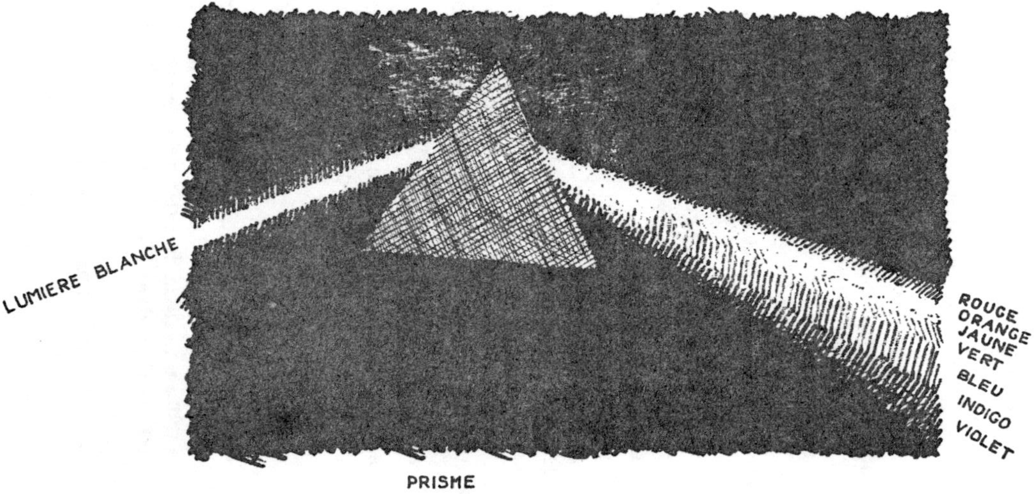

Un prisme transparent reçoit (à gauche) un fin rayon de lumière blanche. Celle-ci, ayant passé par le prisme, ressort (à droite) et s'ouvre en un éventail de couleurs : violet, indigo, bleu, vert, jaune, orange, rouge.

Par son côté gauche, et sous un angle modifié, le prisme ouvre un éventail de couleurs qui traverse tout le fond sombre.

Pour comprendre ce qui se passe, je me souviens que :

Le prisme a deux propriétés physiques intéressantes. Les expériences de Newton ont montré qu'un rayon de lumière blanche passant à travers une ouverture et touchant selon un certain angle un prisme placé dans l'obscurité se dissocie en un faisceau de rayons colorés. Ce qu'on appelle le spectre. C'est le phénomène de diffraction.

Ce même rayon lumineux change aussi de direction après avoir touché le prisme en raison de la différence de densité, c'est la réfraction.

Ces deux phénomènes s'expliquent par le fait que chaque couleur a une longueur d'onde différente, et ces diverses ondes contenues dans la lumière se ralentissent diversement lorsqu'elles touchent un milieu plus dense, mais transparent comme le prisme, provoquant ainsi l'ouverture de l'éventail des couleurs : c'est l'arc-en-ciel.

En plaçant un deuxième prisme sur les rayons de couleurs, Newton recomposa la lumière blanche, prouvant par là que c'est la lumière qui contient les couleurs, et non le prisme.

Voici donc en quelques mots la loi physique qui rend compte du passage de la lumière à la couleur par le prisme. Mais ne pourrions-nous pas nous considérer nous-mêmes comme une sorte de prisme ? C'est le pensée qui me vient en regardant l'illustration.

Nous voyons bien que la lumière physique nous touche, nous éclaire. Mais nous sommes éclairés dans notre for intérieur par une lumière infiniment plus pénétrante, pure lumière blanche, de source divine.

Sous l'impulsion de cette autre lumière, que se passe-t-il ? Y a-t-il en moi le prisme, un « centre » où cette pure lumière blanche se transforme et produit un éventail de couleurs dont je suis en partie responsable ? Quel est le rôle du fond sombre dans cette transformation de la lumière en couleurs ?

Je regarde encore ce point fertile où, dans le prisme sur fond sombre, s'ouvre un éventail de couleurs pures sous l'impulsion de la lumière, et le cœur devient attentif. Si le passage est libre en moi, à un moment donné, l'éventail des couleurs se déploie : selon la nécessité et les possibilités du moment, une ou plusieurs couleurs se mettent à vibrer, comme d'elles-mêmes.

L'expérience de ce mouvement a fait dire : « En nous, je vois un prisme, un joyau rayonnant qui reçoit la lumière. » On pourrait ajouter : et qui la manifeste sous forme de couleurs ! Ou sous forme de sons ; mais ici, c'est la couleur qui nous intéresse.

CHAPITRE VII

ROUGE ! UN FEU GÉNÉREUX

Par un petit matin de bise, clair et froid, lorsque la maison engourdie garde encore cachées en elle ses propres couleurs, j'évoque rouge. Dehors, le ciel va de certains tons de gris-bleu à certains tons de pêche or, là où le soleil va se lever : le grand jeu subtil.

Avec rouge, une onde passe ! Plus de vie et de chaleur dans les pieds froids. Plus de force dans le bas de la colonne vertébrale, les bras mieux remplis, et moins de recul devant le travail à faire, là devant moi. Cela n'agit pas d'un seul coup, mais par vagues.

Souvent, rouge me pousse à chanter. Rouge est généreux et prend des risques, et moi, pourquoi resterais-je recroquevillée dans mon coin ? Rouge attire les enfants. Il nous attire et nous fait peur. Quel dommage pourtant de se priver de cette force de feu !

En ce moment, je m'étonne de voir que rouge agit en même temps sur les pieds (chaleur) et sur le souffle (courage). Par quoi peut-il bien toucher ces deux aspects différents ? Le rouge que j'évoque est fait d'une texture nourrie, tonique, stable, c'est cela qui agit dans les pieds ; et d'une onde beaucoup plus rapide, transparente — pourrait-on dire comme un feu de lumière ? cela qui agit sur le souffle.

Pour garder active la part de rouge bien nécessaire aujourd'hui, j'évoque une certaine toupie... Une petite toupie japonaise, rouge cerise, brillante, avec deux feuilles vert acide sur laquelle ma main était tombée dans un grand magasin où je cherchais un cadeau pour une connaissance. Il n'y avait rien parmi les cadeaux possibles et tout à coup, alors que j'avais renoncé, la toupie m'a fait signe. Elle luisait dans le creux de ma main, fraîche, provocante : « oseras-tu me choisir ? » Une toupie à un professeur d'université de 35 ans !

J'ai donné la toupie, sans un mot, gênée. Elle a passé, tout emballée, de ma main à la sienne. Nous n'en avons jamais parlé. Faisait-elle quelque part dans ses affaires son petit tourbillon d'énergies rouge et verte ? L'avait-il jetée ?

Des mois plus tard arrive une lettre : « Reparlons-en, de cette toupie ! D'abord "oubliée" dans une poche pendant des semaines, puis posée sur mon bureau, puis de plus en plus souvent dans ma main, elle me parle, elle me pousse, elle me dérange. Je commence à voir ce qu'elle veut dire, si bien centrée dans son mouvement en rond. Elle m'amène à voir que depuis longtemps, je n'ai plus de centre, que je ferais bien d'aller voir ce qu'il y a au centre que j'ai oublié depuis tant d'années. Est-ce le rouge, le vert, la forme, le bois, le brillant, le poids, le jouet, son mouvement qui agissent ? Je n'en sais rien. Ce que je sais, c'est que cette foutue toupie continue à me faire bouger. »

ROUGE, MISE EN ROUTE

Rouge s'y entend, en effet, à préparer une action, à la soutenir ensuite.

« Le plus dur, pour moi, c'est de commencer. Pour écrire, pour peindre, c'est la même chose, je me tourmente, je me sens incapable, etc. Alors, j'ai essayé avec une boule rouge, puisque nous en avions parlé en cours. Le soir, je la mets à côté de mon lit, je la regarde avant de m'endormir, je la prends le matin, et la pose sur ma table de travail. Eh bien, le pas s'est fait tout seul, je peux me mettre au travail sans toutes ces luttes épuisantes. Maintenant, il me suffit de penser rouge ! Hier, la journée grise et sombre m'enlevait tout courage. J'ai pensé rouge. En commençant par les pieds, je suis montée le long du corps jusqu'à la tête. Je suis ensuite descendue le long des bras jusqu'aux mains. Je sentais physiquement la couleur adhérer à mes mains comme si j'avais enfilé des gants rouges. J'ai alors attaqué mon travail avec un grand courage, c'était presque miraculeux. J'avais en plus une telle sûreté de main que j'en ai été étonnée. Pour ne pas perdre le rouge au cours du travail, j'ai posé devant moi sur la table une pomme qui avait juste la bonne couleur. Il irradiait de cette pomme une telle force que le soir, en me couchant, j'ai dû la couvrir d'une feuille blanche, sa vue m'empêchait de dormir ! »

Entendant cela, une thérapeute, dans le groupe, proteste, et raconte ses ennuis avec rouge : « Pour recevoir une certaine personne en thérapie, je me suis habillée tout en rouge.

— Et alors ?

— La personne aussi est venue tout en rouge !

— Et qu'est-ce que cela a fait ?

— Explosion ! Et pourtant, j'étais bien avec ce rouge que je maîtrisais. »

Rouge qui peut stimuler, rouge qui peut bloquer ! Rouge qui attire et rouge qui fait peur ! *Selon la personne, selon la situation, selon le ton du rouge, selon le moment, etc., des effets très différents peuvent se produire car la couleur joue dans tout un ensemble où tout est en relation.* Quand nous disons par exemple, en fin de chapitre, que « jaune libère », que « bleu ramène en soi », on indique seulement la tendance de fond du mouvement de la famille des jaunes ou des bleus. Mais pour soi-même, ce qui compte, ce sont les questions : « Quel jaune ? » « Quelle qualité de bleu faudrait-il là ? » « Quelle couleur demande cette situation ? » et d'abord : « Cette couleur est-elle claire en moi, lumineuse ou brouillée, collante ? » etc.

Il ne peut s'agir de règles ou de recettes. C'est par un ressentir patient, finement éduqué qu'on apprend à jouer plus juste.

Avec rouge, plus peut-être qu'avec une autre couleur, pensez à la part de la lumière, de la transparence.

Dans un déroulement d'images à partir de rouge, cette couleur est parfois accompagnée de malaises, d'impressions d'oppression, d'une certaine angoisse, de nausée, etc. En posant des questions à ce moment-là à la personne qui est troublée, on s'aperçoit qu'elle a évoqué un rouge épais, collant, qui tire sur le brunâtre d'un sang qui ne circulerait plus, laissant jouer alors des associations avec « danger, accident, bataille, sang versé, etc. » et la mettant en situation de passivité. Si c'est le cas — au point où nous en sommes, nous n'avons pas encore vu la possibilité de « passer au blanc », ce qui va être abordé dans le prochain chapitre — éclairer, éclaircir votre rouge, faire appel à la lumière, le dégager de son aspect collant, lourd, qui tire en bas. Penser plutôt à l'éclat du rubis quand on le tient contre la lumière. (Allez voir un rubis chez un bijoutier si vous n'en avez pas sous la main, pas même en photographie !)

Rubis au-dessus de la tête pour moi, orange pour lui.

« Dans une rame de métro, l'autre soir, un homme devient tout à coup agité, furieux, titubant comme un ivrogne. Il crie et, traversant le wagon en zigzag, vient s'asseoir juste à côté de moi. D'abord, j'ai peur, puis je me reprends et je pense que, dans une autre situation pénible, j'avais évoqué rubis au-dessus de ma tête, rubis avec du diamant. Je le fais, et j'évoque aussi orange pour cet homme qui s'est calmé et est reparti à sa place où il s'est tenu tranquille. »

Bien des personnes craignent le rouge ou n'y ont jamais recours, se privant peut-être d'une vibration tonique, généreuse, dynamisante. À table, un jour, je demande à brûle-pourpoint à une cousine que je croyais connaître : « Pour toi, quelle est la couleur de ton enfance ? » Surprise, elle s'arrête, oh ! à peine un instant, et répond : « Chaperon rouge ! », puis elle fond en larmes.

Plus tard, nous en parlons tranquillement : petite, elle a joué dans une saynète le rôle du Chaperon rouge et elle a senti pour la première fois, très fort, le goût d'aller dans le bois toute seule. Elle montre sans hésiter le rouge qu'elle portait ce jour-là, un rouge qu'elle n'a plus jamais osé porter. Elle comprend alors qu'elle pleure parce qu'elle a renoncé à ce rouge avec lequel elle se sentait si forte.

Quand vous approchez de rouge, outre la luminosité, la transparence qui font vivre ses plus belles qualités, *pensez à l'importance du dosage. Rouge demande à être maîtrisé.* Une touche de rouge, dans une situation donnée, dynamise et stimule. Que rouge déborde, et c'est noyade, écrasement, ou débordements, par des associations d'images subconscientes qui nous entraînent.

Et si rouge déborde ? Une manière efficace de maîtriser cette énergie rouge consiste à la visualiser sous forme de cube rouge. Alors, son énergie est contenue, délimitée, rassemblée. Si le cube est impossible à évoquer, essayer une sphère rouge, petite, qui pourrait, par exemple, reposer dans le creux de votre main. Répéter l'évocation jusqu'à ce que ce volume — cube ou sphère — prenne corps.

Effets physiques

Outre les suggestions qui ont été faites pour mettre en route la couleur jaune (voir page 40), jouez ici avec les effets physiques et sensibles de rouge :

- Vous mettez du rouge à vos pieds, chaussons, souliers, etc. / vous évoquez rouge sous votre pied, autour du pied et dans le pied.
- Rouge aux genoux, comme une genouillère rouge. Elle peut être d'abord en lainage, en soie ; vous remplacez par la suite la texture rouge concrète par l'évocation d'une onde rouge autour du genou ou de certaines articulations.
- Rouge dans les bras avant de soulever et de porter quelque chose de lourd.
- Rouge en tapis carré invisible sous vos pieds si vous êtes tremblant avant d'entrer dans un endroit important pour vous.
- Rouge, mais alors très vibrant et transparent, entre les omoplates, pour soutenir un élan de cœur et une démarche d'amour.

Certains aspects de rouge vous apparaîtront plus clairement si vous le rapprochez de couleurs que vous connaissez, rouge et jaune par exemple. Ou rouge et bleu « Bleu m'emmène dans la profondeur, rouge vient à ma rencontre. » « Rouge le sang, bleu les nerfs. » « Rouge un feu qui monte, bleu une eau qui descend. » Par ces rapprochements, on s'aide à préciser les mouvements de la couleur ainsi que les nôtres.

UN RÊVE ÉVEILLÉ AVEC ROUGE

Première partie :

- *Préparez-vous au rêve éveillé avec rouge* (position - respir).
- Vous évoquez une situation précise impliquant *un danger physique*, pour vous et pour d'autres...
- Dans cette situtation, vous avez la possibilité d'agir, la responsabilité d'agir...
- Si une situation ne s'impose pas tout de suite, laissez venir tranquillement les événements de cette scène.
- Quand c'est possible, vous voyez bien concrètement la situation / le lieu / le moment / la scène et les personnages en jeu / votre place / et ce que vous avez à faire, si modeste que cela soit.
- Quels moyens d'actions avez-vous ? Êtes-vous prêt à faire quelque chose, ou vous trouvez-vous empêché d'agir ?

Deuxième partie :

- Maintenant, consciemment, évoquez ROUGE.
- Faites appel à ROUGE. ROUGE comme soutien de votre action dans cette situation concrète.
- Voyez où il se place spontanément en vous.
Quel effet a-t-il dans la situation d'ensemble ?
- *Agissez, faites ce que vous pouvez faire. / L'onde ROUGE vous soutient.*
- Que se passe-t-il ?
- Prenant du recul, observez maintenant la scène, modifiée par votre action. / Ressentez-en la qualité particulière (par exemple : sûre et directe, timide, courageuse,

ou trop impulsive, fanfaronne, adaptée, etc.). Prenez connaissance de vos moyens d'action.
- Inspirez plus profondément. / Étirez-vous. / Ouvrez les yeux. / Respirez encore librement / et notez ce que ROUGE a permis et vous a permis dans ce cas-là.
- Quel rouge était-ce ? / Éventuellement, cherchez-en un équivalent autour de vous.

Si vous êtes resté bloqué et que cela vous intéresse de travailler sur ce point, évoquez d'autres rouges jusqu'à ce que vous trouviez celui qui vous aide à agir juste dans une situation de danger.
- Avec rouge, son énergie particulière, ses dangers, il est important de soigner « le retour » après le rêve éveillé : respir, étirements, mouvements lents pour bien vivre le passage à la vie quotidienne.

Quelques effets de ce rêve éveillé

Dans un premier temps, il arrive assez souvent que l'évocation de rouge augmente la panique, ce sens du danger, avec aggravation des manifestations physiques (gorge ou plexus solaire serrés, mains moites, tremblements, etc.). Puis, cela se calme et si on attend, forces et courage viennent, avec des moyens qu'on ne croyait pas avoir un instant avant.

Passer un torrent :

« Il fallait faire traverser un torrent tumultueux à une amie peu montagnarde. C'est une situation qui s'était présentée en réalité, et nous n'avions pas pu passer. Je l'ai reprise dans le rêve éveillé.

J'ai fait un premier passage avec des blocs, mais cela n'a pas suffi. La personne n'osait pas traverser. Avec rouge, mes bras sont devenus très forts (geste d'ouverture, puissant et calme) et j'ai pu prendre sans peine de gros blocs pour faire un barrage. Avec plus de rouge, mes bottes sont devenues bottes à cuissardes d'un rouge grenat, montant très haut. Je me sentais indéracinable dans ce torrent. À la troisième évocation de rouge, je me suis faite, moi, rouge, et l'amie a passé. C'était superbe ! Je sens encore cette force. »

Emportée par rouge :

« J'ai eu de la peine à suivre le déroulement du rêve éveillé. Je me suis laissé emporter par rouge : rouge de la révolution, dégageant tant de forces que toute une nation peut en être soulevée. / Communisme, le petit livre rouge de Mao / le rouge des panneaux qui signalent le danger / rouge de la publicité Coca-Cola ou Marlboro / le drapeau suisse / l'amour-le cœur-le sang (sang de la vie ou de la mort, sang versé) / dignité que le rouge apporte avec le tapis qu'on déroule devant une personne importante, etc.

Tous ces rouges déferlent, et je vois qu'il est important de doser son rouge, de rester sobre. Un peu plus de rouge en cas de doute et de fatigue, un peu moins avec l'humeur coléreuse ou autoritaire. »

Rouge à la tête :

« Je dois faire un appel téléphonique pénible (en réalité et dans le rêve). Je suis rouge dans la tête et dans le plexus solaire, ce qui est très désagréable. En entendant les mots dits dans le rêve éveillé "s'il y a trop de rouge", celui-ci se transforme en un petit carré rouge, comme un drapeau, posé sur ma main. »

Voir sa violence :

« Un détournement d'avion. J'ai décidé de tuer le pirate. Avant de le faire, je vois déjà rouge. Je le tue et ce qui me suffoque, c'est qu'après je veux continuer à tuer ! »

Un accident de la route et je suis faible:
« Un accident sur la route, et je dois simplement empêcher les autos de venir s'ajouter à un embouteillage. Mais je suis faible. À "rouge", je m'écroule et me vois morte. Aux mots "contenez rouge, si c'est trop", je me retrouve à mon poste, cette fois avec une palette rouge pour faire des signaux. Plus commode ! Aux mots "si votre rouge est trop ceci ou cela, changez de rouge", ce qui était répandu partout se retrouve en un point rouge au milieu du front. »

Rouge qui fait circuler le sang, rouge qui réchauffe, rouge qui soutient l'action, rouges étincelants qui proclament quelque chose, rouges qui inspirent la création (Wagner qui compose avec une lumière rouge à côté de lui), rouges transparents — le cœur fervent —, toute une gamme du plus dense au plus fluide ; une gamme que je vous invite à connaître, à utiliser lorsque le besoin s'en fait sentir, car le rouge est une force dont nous avons un besoin constant, mais dans des nuances, des qualités et des dosages très précis à découvrir pour soi-même.

Rouge sait aussi se faire force ramassée, silencieuse, comme dans la grande toile de Rothko *Rouge et orange*, où ces deux couleurs se rencontrent pour un effet de profond ébranlement.

En haut, une surface carrée d'un rouge silencieux, mat. Mur de silence et de secret. Réservoir de forces peu familières ou peu connues. En dessous, une surface rectangulaire de même largeur, d'un orange intense qui vibre par vagues. Orange feu qui, vague par vague, pénètre et traverse le rouge, au-dessus. Le fond, le cadre du tableau, un rose mauve qui seul, bouge à peine, et qui nous permet de garder un point de repère stable, car tout le tableau, à mesure qu'on le regarde, paraît être une empilade de volumes d'énergies se transformant et se recomposant sans cesse, se tenant ensemble dans l'espace avec une tension maximum.

Tandis que j'observe ces jeux de couleur-énergie rouge et orange, que je les découvre — ils sont nouveaux, réellement nouveaux — la résonance intérieure me ramène à un rêve dans lequel, venu de l'espace, en oblique, un fleuve d'orange brillant, aussi large que profond, descendait sur la terre, poussé flot par flot par une pulsation particulière cachée derrière. Ce puissant fleuve était traversé par des ondes d'un rouge feu transparent, passant à grande vitesse à travers la surface, apparaissant et disparaissant, un rouge défini. Tout cela en avant-plan. Et derrière, un fond de gloire dorée. Les mots qui accompagnaient le rêve : « Déjà le Christ prépare son retour sur la terre. »

MISE EN JEU DE LA COULEUR ROUGE

— Rouge, en tant que vibration, peut être ressenti comme pulsation sphérique. (Comme un cœur qui se dilate et se contracte ?) De l'extérieur vers le centre et du centre vers l'extérieur. Pulsation nourrie, rythmée.

— Effet thermique, dynamique.

— Dans les tons denses, nourrit et soutient la force physique, le sens de la matérialité des choses.

— Il pousse à la décision, à l'action, donne le courage et nourrit la force nécessaire pour agir concrètement. Savoir où le mettre : s'il vient contre soi, par-devant, effet brutal ; s'il monte à la tête, on voit rouge, perdant clarté et maîtrise. Il a sa place la plus sûre dans les membres, et dans pieds et chevilles.

— Pour que les effets de rouge soient équilibrés,

assimilables, il est important de le doser et de le maîtriser.

— Rouge — le feu ; relations avec le plan matériel et le corps physique, l'activité émotive / la ferveur en réponse à un courant pur qui met en jeu en nous le sens du service au divin.

— Beau rouge vif : vie et chaleur dans tout le corps.

— Rouge plus transparent, plus vibrant (côté rubis) : chaleur du cœur fervent. Élan de se consacrer au divin et possibilité de concrétiser cet élan. Un pan de mur rouge, feu, à l'église de Ronchamp, un rectangle de verre bleuté, mat, pour l'amenée du jour, et, au-dessus, écrit en rouge sur fond jaune, le mot « étoile ». Le cœur chante.

ROUGE : LA CHALEUR, LA FORCE, LE COURAGE D'AGIR. ROUGE : LA PASSION, L'AMOUR, LE DON DE SOI

Quand faire appel à rouge ?

— Lorsque vous êtes refroidi, figé, exsangue (circulation du sang).

— Lorsque vous avez de gros travaux lourds (force musculaire).

— Dans une situation de danger physique.

— Lorsque vous reculez et vous repliez devant une décision nécessaire, une action qui s'impose (courage).

— Lorsque le cœur est fermé, mesquin, l'appel au rouge rubis pour un cœur généreux, fervent (fervent lié au sens du Service).

CHAPITRE VIII

BLANC, UNE AUBE

Clair miroir du cœur, reflet infini,
Pourfend le vide aux mondes sans nombre.
Miroitant toutes choses, ombres, lumières.
Perle irradiante : ni dehors ni dedans.

Hsuan CHUEH

Dans une autre version, le poème chinois débute ainsi : « Miroir du cœur clair, reflet infini... » Dire ces mots à voix haute, les laisser résonner, c'est déjà se placer dans le rayonnement particulier de blanc.

Oui, je redis lentement ce « perle irradiante : ni dehors ni dedans », et des paquets d'opacité se défont. Entrée en résonance avec blanc, toutes sortes de blancs : blancs laiteux comme un lait d'apaisement et d'oubli ; blancs à petits éclats d'arc-en-ciel, transparents ; blancs mats et blancs brillants ; lisses ou grenus, ils passent dans un silence qui s'établit progressivement, replaçant dans un espace homogène les éléments qui tiraient à hue et à dia. Si l'un des premiers effets de blanc est un effacement, ce serait moi, le moi durci, séparé, qui s'effacerait d'abord, plutôt que les choses, les événements. Et quand le « moi » s'efface...

Le monde « extérieur », ce qui me trouble, m'agite, les événements rapportés ce matin par les journaux, la maladie d'un enfant, émotions, projets, pensées, réactions, onde par onde, il neige du blanc là-dessus. Floconneux tout d'abord, il s'irise parfois jusqu'à un blanc lumineux, transparent, qui n'a plus aucun accent particulier, qui n'a ni mouvement ni bruit, et qui met tout dans un même espace sensible.

Cette vertu particulière de blanc d'être et de nous offrir lumière-espace, cette façon qu'il a d'offrir à toutes choses l'espace qu'il lui faut, le peintre Sam Francis le dit avec concision : « Blanc, l'espace qui s'étend entre les choses. »

Cet « espace blanc » auquel nous nous rendons, ce milieu blanc dans lequel nous apprenons à entrer et à déposer les pertes et les acquis, c'est un passage décisif du travail avec les couleurs, telles que nous les abordons ici. On peut dire sans exagération *que tout passe par le blanc.*

Jusqu'à présent, *nous avons vu les couleurs primaires du grand triangle de base : jaune, bleu, rouge, et leurs énergies de structuration. Avec blanc, nous acceptons de déposer ce qui avait été acquis, de lâcher ce qui nous tire en arrière*; selon l'expression qui nous est venue peu à peu, par expériences renouvelées de ce passage au blanc, « nous rendons au vaste* ». (En page 109 vous trouverez des précisions sur cette expression à propos des divers mouvements de blanc.)

Tant qu'on ne les a pas rendues au blanc, à la lumière, les couleurs restent encore dans notre champ personnel, limité, toujours intéressé. Celles qui nous viennent, ou nous reviennent directement de la lumière, du blanc, sont reconnaissables à leur pureté, leur vie, leur définition.

C'est dans une grotte blanche, contre une colline, que je me retire pour écrire le livre lumière-couleurs, une grotte faite d'un grès très fin, ancien, tout pénétré d'air ; le sol en est blanc, doux, silencieux. Un bol blanc est posé par terre. La grotte ouvre sur une large esplanade, d'où l'on voit les champs, des forêts, des maisons, une cheminée d'usine, des montagnes. Derrière la grotte, un ruisseau fait une petite chute. Plusieurs chemins amènent à la grotte qui n'a rien d'impressionnant, mais le dernier passage, on le fait pieds nus. La grotte blanche est là, même quand je suis trop agitée ou trop fatiguée pour écrire, mais il faut m'y rendre !

Et si je passe du rêve éveillé de la grotte au travail lui-même, j'ai sur la table, à côté de la machine à écrire, une tasse blanche cannelée et si fine que les cannelures, lorsqu'on porte la tasse devant la lumière, apparaissent comme d'étroites crêtes de lumière entre deux vallées d'ombre. En rouge, dans un cartouche noir, il est écrit « doré à Sèvres » et, quand je monte la tasse à la hauteur de la lampe, elle devient une tasse de lune. Une lumière de lune en tasse ! Et chaque matin d'hiver, avant de me mettre à écrire, je regarde en transparence ces vallées parallèles d'ombre et de lumière.

QUELQUES RÉFLEXIONS À PROPOS DE BLANC

« Avoir un blanc. » Que se passe-t-il d'intéressant pendant ce blanc ?

Le pouvoir d'intimidation de la page blanche !

Rôle du blanc dans la peinture. Cézanne et ses blancs, ses images ou tableaux « incomplets », comme il disait, « là où les points de contact sont ténus, délicats ».

Rôle du blanc dans la réflexion, la spéculation actuelles : accepter là où il y a une inconnue de « laisser du blanc », au lieu de remplir par n'importe quelle théorie et a priori.

En physique avancée, la théorie selon laquelle toutes

nos réalités — y compris, et d'abord la réalité de notre existence — reposeraient sur un système d'apparition et de disparition.

Affinités du blanc avec espace et avec silence, et élément de bonne transmission : à la fin d'un enregistrement de disque, on enregistre aussi le silence de la salle où s'est fait le travail.

Se sensibiliser à blanc

Outre les indications données pour les couleurs précédentes :

— Porter son attention sur les différentes qualités de blanc : blanc lisse / blanc lisse et brillant / blanc lisse et mat / blanc grenu / blanc transparent / blanc crémeux, moelleux / blanc irisé / blanc nacré / blanc lumineux / blanc pur / etc. Jusqu'à ce qu'on soit sensible à l'étendue de la gamme des blancs. Blancs plus substantiels, moelleux, nourrissants ; blancs plus lumineux, purifiants.

Exemple de blanc moelleux : un pétale de magnolia blanc, sa chair, son éclat ; poser son menton dans la coupe que fait un pétale de magnolia.

Exemple de blanc purifiant : une haute cascade ; se tenir près d'elle ou sous elle.

— Chercher et regrouper des blancs de tons différents : blanc bleuté, blanc rosé, blanc gris-bleu, blanc-blanc, etc.

— Remarquez-vous un effet général de blanc auquel vous êtes sensible, quelles que soient les différences de tons, de textures ?

Quel verbe employeriez-vous pour qualifier cet effet ?

— Cela vous intéresserait-il de voir quelle place vous faites à blanc dans vos conversations ? dans votre écoute ? Blanc, ici, amenant ces qualités d'attention silencieuse, de neutralité, d'espace, nécessaires pour que la conversation soit un échange.

Observez alors, au cours d'une journée habituelle, si vous vous reconnaissez dans l'une ou l'autre de ces manières que nous avons de couper le contact.

a) On me parle. J'écoute un peu. Je pense en même temps à ce que je vais répondre.

b) On me parle. J'écoute un peu, je devine ou — pire — je « sais » ce qu'on va dire, je finis la phrase pour l'autre.

c) On me raconte quelque chose de surprenant. J'interromps dès que je peux par un : « C'est comme moi, je... »

d) On me dit, ou je constate, qu'on a cassé un verre. Mon commentaire : « Tu n'en fais jamais d'autre ! » ou, variante : « C'est chaque fois la même chose ! »

e) Si on n'est pas encore découragé, après cela, on me parle d'un projet enthousiasmant. Réponse : « Pas la peine d'essayer. Cela ne marchera pas. » Ou, plus efficace pour couper les ailes : « Tu sais bien que tu t'emballes pour des riens ! »

f) Si, malgré tout, on tente de m'expliquer pourquoi on désire ceci, comment on le sent, il y encore un argument en réserve : « Moi qui te connais comme ma poche, je sais bien que tu... »

Où est le blanc là-dedans ? où est la relation à l'autre ?

Les différents mouvements de blanc

Revenons maintenant à ces mouvements avec blanc pour rappeler d'abord que mouvement intérieur ne veut pas dire mouvement vague, vague aspiration. Nous nous entraînons à rendre ces mouvements nets et conscients, même lorsqu'ils touchent des zones impalpables.

Ces exercices vous paraissent futiles, ou maigres les résultats ? Le premier pas qui compte est le changement de position : au lieu de s'arrêter au fait qu'on se sent terne, surchargé, durci, par exemple, on se tourne vers blanc, on évoque blanc-lumière. De ce premier tracé jusqu'à un vécu réel, c'est affaire d'entraînement suivi, mais le simple appel à la lumière ou (et) à une couleur change quelque chose pour soi, même sans résultat tangible.

Nous pourrions décomposer ainsi ces divers mouvements du passage au blanc :

a) Se rendre compte que, d'une manière générale ou sur un point particulier de crise, on est surchargé, terni, durci, etc., enfermé et sans espace. (Cela demande une attention fine.)

C'est un acte de conscience suivi de la décision « ça suffit ».

b) Vient alors un temps de halte, une reprise de souffle, un changement d'orientation.

On peut comparer ce temps à un passage par un point neutre, par un sas blanc sans accents particuliers et qui prépare la suite, le bain du blanc. On se prépare à entrer dans un autre espace. (voir aussi p. 127 et 259)

c) Déposer à terre et devant soi, dans la lumière, dans blanc, les charges, les raideurs, les craintes. Accepter de les étaler et que cela se voie. (Pas nécessairement plaisant, ni à faire, ni à voir !) Rendre à la lumière et à la terre ce qui était coupé de la vie.

d) Ce qui devient alors possible, c'est un passage assez mystérieux par lumière-blanc-espace-silence, d'où on retrouve sa place *dans un ensemble* désencombré. On est à nouveau relié, ce qui dégage une écoute intérieure. Oui, blanc, à ce point, a plus à faire avec écouter qu'avec voir : du reste bien des personnes, spontanément, passent par le son avant la couleur, ou de préférence à la couleur. Ces ponts vibratoires jouent même à notre issu.

Renouvelé par le lâcher-prise, par le silence, on ressort autre. Après le passage au blanc, les énergies des trois couleurs primaires : jaune, bleu, rouge, peuvent agir librement.

> *Le blanc sonne comme un silence qui subitement pourrait être compris.*
>
> KANDINSKY

UN PREMIER RÊVE AVEC BLANC

Temps de préparation

Assis calmement, étirements, allongement dos-nuque, respiration libérée.
Comment vous trouvez-vous en ce moment précis avant de faire le rêve éveillé ?

Premier mouvement :

— Évoquez BLANC. BLANC tout autour de vous. BLANC !
— Au centre de ce BLANC, un foyer, un point JAUNE-ORANGE.
Évoquez avec précision, ressentez ce FOYER JAUNE-ORANGE. BLANC tout autour et, au centre, ce FOYER JAUNE-ORANGE, intense, lumineux, calme. / En vous, ce FOYER JAUNE-ORANGE.
— Doucement, laissez s'approfondir la respiration. Restez dans cette attention intériorisée, expirez. Étirez-vous.

Deuxième mouvement :

— Évoquez BLANC, en plein centre. Au beau milieu, BLANC !
— BLANC en plein centre et, rayonnant de là, BLANC agissant tout autour. / Laissez agir BLANC à partir de ce centre. Il n'y a plus que BLANC.

Avec ce deuxième mouvement, si vous vous trouvez comme perdu dans un brouillard, désorienté, inquiet, laissez-le de côté et reprenez le premier mouvement jusqu'à que vous ayez fortifié en vous la capacité de garder un point de repère central, le jaune-orange dans ce cas-là. Dans « blanc partout », ce n'est pas perte des points de repère, mais la découverte d'un point de repère intérieur, stable, en soi, qui nous guide, même dans le brouillard !
Remarque : Ne pas se perdre dans le blanc. Avec une tendance dépressive ou si l'on est confus, rester au blanc avec le centre jaune-orange bien défini, ou commencer par quelques touches seulement de blanc sur un fond orange.

Troisième mouvement :

— Une neige légère tombe sur votre tête, vos épaules, votre nuque, et remplit doucement le creux de vos mains / ou si cela vous va mieux : une pluie de pétales de fleurs blanches avec un peu de rose, au printemps, tombe sur votre tête, vos épaules, votre nuque, et remplit doucement le creux de vos mains. / Sentez-les.

Quatrième mouvement :

À faire dans toutes les occasions où vous avez été dans un groupe agité, dans une foule, dans un endroit sale ;
— quand vous avez entendu des propos troublants ;
— quand vous avez vous-même des pensées négatives ;
offrez consciemment ce vécu à la GRANDE LESSIVE BLANCHE, au BLANC-LUMIÈRE, partout présent et actif. Déposez ces charges DANS LE GRAND ESPACE BLANC. RENDEZ AU VASTE.
— Après cette série de mouvements, et ouvrant doucement les yeux, vous êtes peut-être un peu différent. / Restez tranquille un moment encore. Laissez BLANC agir en vous.

LE DEUXIÈME RÊVE ÉVEILLÉ AVEC BLANC

BLANC POUR ÉTABLIR UN CONTACT INTÉRIEUR

Pendant six mois, Don Juan avait passé le plus clair de son temps (de formation) dans un harnais suspendu au plafond de leur cuisine de campagne comme un jambon que l'on veut fumer — jusqu'à ce qu'il fût entièrement purifié de toute pensée de gain et de récompense personnelle.

Le Don de l'Aigle, Carlos CASTANEDA.

Préparation

Vous évoquez une situation réelle où vous êtes en face de quelqu'un avec qui il n'y a pas de communication possible (temps de crise, fermeture, malaise, manque d'habitude, etc.).

Vous ouvrez-vous à la possibilité d'un contact ?

D'un contact autre que par la parole ou par le geste ?

Cela vous paraît-il possible qu'il y ait contact silencieux, non verbal ?

— Si oui, évoquer BLANC. Partir de page blanche. Rester calme, dans ce BLANC qui ne veut rien, qui ne fait rien, qui, peu à peu, devient silence vivant. Un silence qui vous parle *à vous d'abord*, et que vous écoutez.

On dit « silence », mais vous sentez peut-être « espace », ou « calme ».

— Quand il s'est fait un certain silence, et gardant dans votre attention la personne avec laquelle vous cherchez à établir un contact, vous vous demandez si une certaine couleur pourrait jouer.

— À ce moment, une couleur peut vous venir comme naturellement dans les mains.

Ressentir cette couleur, même si elle est ténue.

— Comme vous le pouvez, dans un partage silencieux,

offrir cette couleur vivante à la personne. / Ou, dit autrement, chanter cette couleur pour vous et pour l'autre.
— L'ayant offerte, on peut ajouter intérieurement « Pour toi » ou « Pour vous ».
— Ayant accompli ce mouvement et accepté que c'est un contact établi, même si, apparemment, rien ne se passe, ouvrir les yeux, étirements, respir.

Qu'il se passe quelque chose ou qu'il ne se passe rien, qu'il y ait effet imprévu, en vous, chez l'autre et (ou) entre vous, cela ne fait plus partie du rêve éveillé.

C'est un essai de contact, d'échange, sans mots, sans gestes, par la réalité de la vibration couleur. Cette vibration dont l'effet, en nous, est celui d'un contact retrouvé avec soi-même, permettant alors le contact avec l'autre.

Il n'y a pas d'exercice juste ou faux. Laisser venir, dans la disponibilité au jeu lumière-couleurs.

Vous avez vécu le mouvement. La couleur a joué. C'est fait. Laisser la suite se dérouler librement.

Là encore, plus particulièrement puisqu'il s'agit d'une entrée en relation avec l'autre — et pas d'une influence, pas d'une manipulation — il est utile de se rappeler que cette couleur « offerte », c'est *pour rien* (geste des bras ouverts). Une autre manière de dire : « Pour la Lumière », ou encore : « En respectant complètement votre liberté. »

Accepter que la vie dépasse et déborde notre projet limité.

« La couleur déborde toujours la ligne, parce qu'elle danse » (Henri Matisse).

Nous cherchons un contact, pas une fusion. Voir s'il y a en nous désir réel de contact. S'exposer à trouver ce contact en s'ouvrant au blanc. Accueillir ce contact tel qu'il se présente et quel qu'il soit, avec ses dissonances possibles.

Contact ne signifie pas harmonie et fusion, mais rencontre. Si des couleurs, des formes, désagréables ou violentes se présentent, les accueillir avec intérêt : de quoi s'agit-il ? Où y a-t-il trouble ou violence en moi au sujet de cette personne ? Et si c'est aussi dans l'autre ; ou si c'est venu d'on ne sait où, je regarde avec soin et intérêt et je rends au vaste ces images. Je les passe par le blanc.

L'ombre aussi fait partie de la relation et lui donne son relief.

N'est-ce pas dangereux ?

C'est quand nous avons abordé cette possibilité de nourrir un contact avec quelqu'un silencieusement par la couleur que les réticences se sont faites fortes et précises. Personne n'a dit que c'était impossible, nous avions déjà vu que la couleur rend possibles certains impossibles. Les questions portaient sur un seul point :

N'est-ce pas dangereux ? / cela ne me plairait pas qu'on me traficote à mon insu avec une couleur / n'est-ce pas indiscret ? / ne peut-on pas faire du mal en croyant bien faire ? / cela doit-il être avec le consentement de l'autre ou à son insu ? qui me dit que c'est cette couleur-ci qu'il faut ? / et la liberté de l'autre de ne pas vouloir entrer en relation ? / de quel droit « imposer » une couleur ?

Après ce rêve éveillé où pour la première fois nous abordons la possibilité d'un contact établi par la couleur, on se pose sérieusement ces questions.

Je ne pourrais pas répondre à votre place. Mais je peux relever que nous n'avons fait ce premier essai *qu'à partir d'un passage par blanc et surtout par blanc-lumière.*

Se poser ces questions et se les reposer en cours de route. Il est bon d'être troublé par elles. Au fur et à mesure qu'elles surgissent dans la pratique, c'est par l'écoute intérieure que nous apprenons à reconnaître si la couleur vibrée pour un contact est l'effet d'un mouvement clair ou d'un calcul plus ou moins conscient. Comme on n'est jamais sûr de ne pas outrepasser, rester très attentif aussi aux réactions de l'autre — en gestes, en paroles ou par des impondérables — qui peut être gêné, même par une note claire qui serait trop insistante. Une note juste, mais émise fortissimo alors que piano aurait suffi.

Nous reviendrons de diverses manières sur ce point, en particulier au chapitre IX, page 131, puisque c'est tout *l'art et la responsabilité du jeu lumière-couleurs dans la relation.*

QUELQUES EXPÉRIENCES VÉCUES

«J'ai mis plusieurs couleurs entre la personne et moi pour voir celle qui pourrait faire un pont. Franchement, j'aurais préféré poser de vraies fleurs, si j'avais osé. Mais j'ai essayé bleu, jaune, blanc. Puis je me suis dit que offrir, c'est imposer, et cela m'a gêné. J'ai fini par poser la couleur, en pensée, entre nous. Elle pouvait se servir si cela lui disait quelque chose. Cela a-t-il eu un effet ? Sur elle, je n'en sais rien. Sur moi, cela m'a dégelé.»

«Je n'ai pas pu voir de couleur. J'avais trop peur que rien ne se passe et je voulais trop en dire. Je me suis rendu compte que j'étais loin du blanc ! Je recommencerai.»

« C'est blanc qui est venu dans mes mains, avec un effet très net : je devais m'éloigner de quelques pas pour laisser plus de place à la personne. Et alors, nous avons tous les deux repris notre taille. Très curieux. Je vais voir ce que cela donne quand nous nous retrouverons au travail. »

« Et que faire quand, en pensant à quelqu'un avec qui on désirerait pourtant rétablir un contact, il ne vient aucune couleur ?

— Vous pourriez offrir les mains vides. Elles sont vides, mais vous avez besoin de retrouver un contact, offrez cela de bon cœur. »

« Je vous téléphone, bouleversée par le rêve éveillé blanc, car il est venu tout de suite dans mes mains, alors que j'étais sûre que rien ne se passerait, une couleur vert clair, fraîche, et c'était pour mon neveu qui est mort il y a quinze jours. Il y avait grande affinité entre lui et moi, mais je n'aurais jamais osé "l'accompagner" ainsi dans la mort, avec un vert de printemps. Cela m'aurait paru une indiscrétion. Maintenant, ce vert frais me dit "vivez le contact". »

Finalement, ce passage au blanc, n'est-ce pas une prière ?

Une mère dont le fils s'est éloigné et s'est durci à son égard : « Ce qui est venu dans les mains, le violet. En le lui offrant, sans qu'il me voie, la couleur passe comme un éclair à travers lui et le fait chanceler tellement il est touché au centre. Comme la foudre. Comme touché en se souvenant de qui il est lui-même, en profondeur. »

« Votre suggestion de dire, à la fin, "pour toi", m'a gênée. Est-ce nécessaire ?

— Ce "pour toi", dit à partir du blanc, est sans pression, sans émotions, sans crochet au bout pour en retirer quelque chose ; les deux mains ouvertes, voyez ce que vous pouvez en faire. »

EFFETS DE BLANC, À PETITS PAS

« Pour le moment, tout ce que je peux faire, c'est de penser "blanc" au moment où, dans une conversation, je vais m'emballer. La gorge se dénoue un peu et les tensions lâchent dans la mâchoire. »

« Au bureau, dans un vieux conflit larvé avec un collègue, le blanc m'aide à *devenir peu à peu plus sobre.* »

« Le plus utile dans le blanc, c'est qu'*il fait tomber les projets, les plans, les calculs*, qui empêchent que la relation s'épanouisse. »

« Avec cette collègue de travail qui me fixe toujours, pendant les réunions, d'une manière que je ne supporte pas, j'ai bien cherché à la passer au blanc. Pas moyen. Je fais ce que je peux, et l'idée qui m'est venue, c'est de la mettre dans *un bloc de glace.* Elle est assise là, dans son bloc transparent, et cela va mieux ! Je vais l'y laisser ! »

Quelques semaines après, nous demandons si la collègue est toujours dans le bloc de glace !

« Comme vous m'avez proposé, la première fois que je vous en ai parlé, d'accepter l'idée que la glace pouvait aussi fondre d'elle-même, c'est ce que j'ai fait. Elle a fondu. La personne ne me gêne plus. »

«J'utilise préventivement blanc contre les *agressions.* Je me suis enveloppée comme un œuf d'un tissu blanc bien moelleux (peut-être matelassé) dans lequel les balles de ping-pong, les agressions viennent s'enfoncer doucement et perdent leur vitesse, désamorcées. »

Au figuré, apprendre à ne pas renvoyer la balle !

« À la réflexion, j'ai également emballé l'*autre.* Ainsi, nous pouvons nous tomber dessus sans nous faire de mal. »

« Ce qui m'a été le plus utile dans l'exercice : de voir que la vraie difficulté avec lui était que, moi, *j'aime peu.* Lui, je ne sais pas. Cela m'a secouée. J'avais toujours pensé que lui était bloqué. En acceptant — non sans mal — ce *j'aime peu*, j'ai compris que ce n'était pas tant d'aimer peu qui gênait la relation, c'était de me le cacher et d'avoir la prétention que j'aimais beaucoup et qu'"on" ne me répondait pas. D'avoir constaté ce manque, curieusement, cela se passe mieux entre lui et moi. »

LES AFFINITÉS DE BLANC AVEC « EFFACER », « CORRIGER LE PASSÉ »

Ce matin, à plusieurs reprises, je m'approche de la rose blanche — la seule qui ait résisté aux pluies d'orage — pour voir, comme si c'était la première fois, quel effet cela fait de plonger dans le blanc. Je note : impression nette et fugitive, chaque fois que je me rapproche de la rose, que le « je » perd ses limites, qu'il se répand de manière diffuse, qu'il y a un instant d'oubli, une perte de mémoire, que le « je » n'a plus de centre, qu'il n'y a plus que ce bain blanc. La rose et « je » : une même chose. La surprise de ce matin, c'était cet instant précis où il n'y a plus de mémoire. On change de plan.

Anaïs Nin, elle, cite une légende des Esquimaux qui croient que, quoi qu'ils aient fait dans le passé, il leur suffit d'escalader une montagne, d'abandonner leur ancien nom, d'en adopter un autre, et lorsqu'ils redescendent de l'autre côté de la montagne, ils laissent derrière eux leur moi antérieur.

Après un voyage par le blanc, nous aussi laissons derrière nous quelque chose de notre moi antérieur. Des faits, des peurs, des griefs, qui avaient pris une importance exagérée, cachant à nos yeux un mouvement plus profond derrière, se mettent à leur juste place.

En voici deux exemples où un mouvement d'amour sincère a effacé un manque et une erreur :

« Une de ces dernières nuits, j'étais tourmentée en pensant à ma famille. J'ai dit à mon mari : “Je n'aime pas assez Muriel” (ma fille de huit ans). Le lendemain matin, au petit déjeuner, Muriel : “Sais-tu ce que j'ai rêvé ? Le pull-over bleu que tu m'as fait, il est trop court ; eh bien, j'ai rêvé que tu me l'allongeais.” » (Geste montrant qu'il descendait maintenant au-dessous de la taille.) En racontant ce rêve, la mère a des larmes dans les yeux.

« Mon fils a toujours voulu peindre et dessiner, depuis tout petit ! Je l'empêchais de le faire, craignant qu'il ne fasse pas son travail scolaire. Arrivée à soixante ans, j'ai enfin des loisirs et je prends un cours qui m'a fait voir l'importance du dessin. Je me suis, depuis, beaucoup, longtemps, tourmentée en pensant que j'avais coupé ce mouvement chez mon fils. Cela ne me consolait pas de penser que j'avais fait, à l'époque, ce que je croyais bien. Finalement, impuissante à rien changer, j'ai laissé tomber et reconnu que je m'étais trompée, mais que ce n'était pas faute d'amour pour lui. À quelque temps de là, ma belle-fille me dit, incidemment : — X. est curieux ces temps-ci. Sais-tu ce qu'il fait ? Il se lève la nuit, il s'est mis à peindre ! À mes questions, il a répondu que “d’ailleurs, même ma mère m’a toujours encouragé”. »

LES AFFINITÉS DE BLANC AVEC PARDONNER

Nous prenons ici le verbe pardonner dans son sens littéral de : donner au-delà, entrer dans une alliance nouvelle. Et non pas dans le sens que nous lui donnons parfois de se montrer si généreux qu’on efface la faute de l’autre !

Blanc est très actif dans ces mouvements qui amènent au pardon.

« Au lieu de m’accrocher à cette idée qu’il me fallait lui pardonner, j’ai commencé à reconnaître à quel point j’en voulais à ma mère. Je me suis rendu compte qu’il n’y avait aucune chance que notre relation change, tant que je la criblais de reproches. J’ai essayé la suggestion de la passer au blanc. Chaque fois qu’une colère contre elle me venait, hop, je faisais couler du lait sur sa tête, que cela ruisselle tout autour. Pour une fois, c’est moi qui la nourrissais ! Mais moi aussi, cela m’a nourri, sûrement, puisqu’il est venu un moment où pardonner est venu naturellement.

« Quand on a pardonné, un manteau vous tombe des épaules. »

« J’ai essayé le lait avec mon patron. Cela ne marchait pas. Après plusieurs fois, je lui ai retourné le seau dessus et l’ai enfoncé jusqu’aux épaules. Ça m’a fait du bien ! Je suis prête pour le pas suivant. »

« Quand on n’en peut plus à force d’en vouloir à quelqu’un, on est prêt à tout essayer pour se libérer. Je pratique ce que j’ai lu dans un livre américain sur la pensée positive. À haute voix, je déclare : “Je pardonne à A. parce qu'il est libre et parce que je suis libre. Je pardonne toutes choses relatives à cette affaire, parce qu'il est libre et que je suis libre.” Je dois le redire souvent. Je ne vois pas grand changement. Peut-être cela se desserre-t-il en moi. Je continue. »

Accepter de voir clair en soi (autre effet du passage au blanc) : « Accepter que ma belle-mère existe, respecter sa présence et ce que cela entraîne, ce ne sera pas chose facile car, profondément, je vois que je n'ai jamais, avec elle, voulu faire le passage par le blanc. Instinctivement et à un premier degré, je me sens plus “assouvie” par cette sorte de rancune qui existe encore vis-à-vis d'elle. Je lui en veux pour ce qu'elle a fait et je crois surtout pour ce qu'elle continue d'être. L'associer à blanc, c'est dur, mais cela pourrait être un travail sincère et en profondeur. »

« Je m'étais souvent dit : “Quand je partirai, je me vengerai.” Quand le moment est venu, la dernière semaine avant mon départ, je n'ai pas pu. Je voulais mettre la pagaille dans les dossiers que j'avais soigneusement réorganisés pendant les quatre ans dans ce secrétariat médical où les médecins nous traitaient comme des nullités. Mais je n'ai pas fait ce que j'aurais voulu. Toute la semaine, il y avait du blanc qui revenait comme une sorte de légère buée. J'avais envie, besoin de blanc. J'ai été obligée de bien finir le travail jusqu'à la dernière minute, comme si je tressais des franges blanches autour d'un tapis que j'aurais fait pendant ces quatre ans, nouant des franges pour que les fils ne partent pas dans tous les sens. Comme si je devais rester là toute ma vie ! J'ai d'abord voulu acheter un gros bouquet de fleurs blanches, mais je ne voulais pas que les médecins prennent ça pour un cadeau. Le blanc tenait tout seul. Tout était en ordre.

Là-dessus, je suis partie. J'ai eu de la peine à fermer la porte parce qu'il avait plu toute la journée et qu'elle avait gonflé, ce qui arrivait souvent. Mais cette fois, après moi, ils n'ont plus pu la rouvrir du tout ! Il paraît qu'ils ont dû téléphoner à un confrère pour qu'il vienne les dépanner avec ses outils. J'ai ri, j'ai ri. »

DIALOGUE AU SUJET DE BLEU ET DE BLANC

« — *Tu dis que blanc donne un effet de distanciation, plus que d'effacement. Bleu aussi donne une distanciation, alors, quelle différence*?

— Quand je prends bleu avec mes élèves, j'ai l'impression que c'est moi qui recule, vers l'arrière et au-dessus. Avec blanc, je reste sur le même plan, mais on n'est plus serré côte à côte. Il y a de l'espace pour respirer. Je n'arrive pas à savoir si c'est l'autre ou moi qui recule.

— *Fais-tu une différence dans ta propre texture en bleu ou en blanc*?

— Avec blanc, moins de matière ; c'est peut-être pour cela qu'on ne se sent plus serré.

— *Quand prends-tu bleu et quand prends-tu blanc*?

— J'ai recours à bleu quand nous commençons un cours, que je ne sais pas très bien que faire ou que ce que je propose ne passe pas.

— *Et si tu passais au blanc pendant que tu es avec les élèves*?

(Un temps de réflexion.)

— Ça me donnerait moins de forces pour lutter. Je ne me vois pas passer au blanc pendant que je suis avec eux. Je le fais après, chez moi, pour défaire les résidus ! »

BLANC ET LES AUTRES COULEURS

Sachant que « la synthèse des sept couleurs du spectre donne la lumière blanche (*Petit Robert*) », vous vous étonnez moins peut-être de voir combien, en cours de pratique, vous ressentez blanc parfois comme l'absence de couleurs, parfois comme si toutes les couleurs y convergeaient. C'est le recours à blanc-lumière, ou au moins le passage par le sas blanc, qui permet aux couleurs de briller dans leur pureté et leur force.

BLANC, LÂCHER PRISE

Au début de ce chapitre, nous avons indiqué que le passage par le blanc était un point clé dans cette approche particulière de la couleur. C'est par lui que cet acte, que nous nommons « vibrer la couleur », devient possible, mais si vous avez déjà fréquenté blanc, vous vous êtes rendu compte que le mouvement de lâcher prise, de tout remettre au blanc, de se remettre soi-même au blanc, est difficile.

Remettre au blanc, c'est vite dit, et on nous le reproche souvent au début : « Je voudrais bien vous y voir, vous, dans cette situation ! », mais, malgré tout, on y revient à ce blanc, comme si on en avait soif. Tous trouvent que c'est difficile, ou qu'on n'y comprend rien, c'est aussi la couleur sur laquelle convergent les questions les plus pressantes, celles qui reviennent souvent.

Je crois qu'avec blanc, moins encore qu'avec une autre couleur, on ne peut forcer le mouvement. Tout au plus peut-on maintenir son attention éveillée et rendre plus précis et plus exigeant le besoin de se dépouiller de ce qui nous encombre et nous cache la source.

L'expérience faite par la personne qui rend compte plus loin de ce qu'elle a vécu dans un moment particulièrement clair par le rêve éveillé de blanc avec le centre jaune-orange, puis par celui de blanc avec le centre blanc, n'est pas plus que d'autres citée comme « modèle ». Plutôt comme exemple de la rigueur et de la profondeur d'expérience que peut permettre un travail suivi, patient, pendant lequel on tient un certain cap.

LE BLANC DANS LE MOUVEMENT DE RENDRE AU BLANC

Rêve éveillé du blanc tout autour avec le foyer jaune-orange au centre:

« C'est le temps de la retraite, je comprends enfin qu'il est inutile de chercher à régler mes comptes avec l'autre, les autres, l'univers : car ce qui est en cause, c'est moi-même. C'est avec moi-même que je dois être au clair : je reconnais en moi un besoin d'ordre intérieur, d'unité, de paix, et je sens en moi la souffrance de l'épreuve vécue.

Cette souffrance a atteint les limites de ce que je peux supporter : au-delà, c'est l'"inacceptable". Je comprends que c'est là que, maintenant, je dois aller.

Ma souffrance m'avait isolée de tous ; l'autre, l'univers, existaient "contre moi". Lorsque je rentre en moi, autour de moi l'univers se blanchit, s'aplatit, tout devient espace blanc. En moi, à côté de la souffrance, je sens alors briller une flamme de vie, un noyau intact, une présence toujours vibrante : l'espace devenu blanc me permet de ressentir enfin cela. »

Rêve éveillé du blanc au centre et partout:
« Je me mets alors dans lumière blanche, lumière au centre.

Ce qui était moi, ce qui était ma souffrance, est brûlé par la lumière. Je lui donne tout. Je me vide et me dépouille de moi : c'est le temps de l'abandon. Je m'en remets totalement à ce blanc-lumière.

Il n'y a plus que lumière au centre, comme si le noyau jaune-orange avait éclaté pour laisser passer le courant de lumière blanche qui rayonne partout jusqu'aux limites de l'univers. J'ai tout remis à lumière parce que d'elle je viens, à elle j'irai.

Tout est brûlé, lavé, remis à neuf, les limites sont dépassées. Le rayonnement de ce blanc-lumière recrée l'espace, renouvelle le moi : un inconnu a surgi, toutes les possibilités sont offertes. »

MISE EN JEU DE LA COULEUR BLANCHE

Jusqu'ici, nous avons parlé des « mouvements » de jaune, de rouge, de bleu, etc., mais *ce sont nos propres mouvements* (nos élans, nos projets, nos troubles) que nous déposons dans blanc, lieu de passage et de silence où ils subissent une épuration. Il n'y a rien à faire.

C'est notre manière d'être qui passe par l'épreuve du blanc.

Le terme de « passer au blanc », en fait, est trompeur et inciterait à croire qu'il s'agit de prendre un pinceau et de s'y mettre avec un grand pot de blanc !

Il y a bien à un moment donné, lorsque nous nous

tournons vers le blanc, un certain mouvement de notre part. On se décide à pénétrer dans le sas blanc, qui est un lieu intérieur neutre, silencieux, d'où peut-être, dans ce premier temps, un mouvement d'apaisement, d'oubli, de retour à une sobriété oubliée.

Mais c'est encore une préparation car :

derrière ce blanc-là, scintille le blanc-lumière qui touche la conscience éveillée. Dans ce blanc-lumière, qui contient le plus grand pouvoir de transformation, des impuretés sont brûlées.

Ce qui reste du projet pour lequel nous avons passé au blanc — s'il en reste quelque chose — est net et pur, et l'on peut agir ensuite avec tranquillité. Ce qui était volontaire, intéressé, manipulateur, possessif, en tombant dans ce blanc-là, s'y est dissous... ou alors, il nous faut au plus vite sortir de notre illusion de blanc !

Un jeu couleurs peut être appelé « blanc », qu'il s'agisse de la couleur blanche ou de n'importe laquelle, quand il est spontané, libre, pour le distinguer du jeu impulsif, du jeu compulsif, ou du jeu calculé. Un jeu sans crochet au bout pour ramener un avantage personnel, sans élément de manipulation ou de domination. Il vient du Soi. Il n'impose pas et n'attend pas de retour.

Faut-il dire encore que ce passage par le blanc ne nous est pas aisé ? Qu'il demande une patience avec soi-même et une humilité dans laquelle l'humour est bienvenu ? Qu'il nous paraît tout « naturel » pendant le temps où nous sommes placés de manière juste, mais que ce n'est pas une position acquise et stabilisée ? Oui, on peut bien dire que blanc est la pierre de touche de toute notre approche, ne nous décourageons donc pas.

Remarques importantes :

• Quand on s'entraîne, il est généralement nécessaire de passer par une autre couleur, avant de se rendre au blanc. Si l'on est faible, ce sera peut-être d'abord un vert émeraude ou un rouge très frais. Si l'on est durci, peut-être un ton miel, abricot, ou rosé, etc., bref passer par la couleur qui a un rapport avec le manque ou l'excès dont nous pâtissons à ce moment. D'abord équilibrer. Puis rendre au blanc.

• Blanc peut être dangereux pour quelqu'un qui est décentré, ou sans noyau stable. C'est le danger d'illusion, de perte de points de repère et de contact avec la réalité quotidienne, d'éparpillement des forces et de la conscience. On pourrait, dans ce cas, éventuellement faire appel au blanc nourricier, moelleux, comme un lait ou une crème.

• Dès qu'on met son attention sur le rôle de blanc surgissent toutes sortes de questions et d'observations à propos de noir ! Peut-on parler de lumière sans parler d'obscurité ? Vous trouverez plus loin, page 207 un chapitre consacré à noir et à la part de l'obscur, mais voici déjà une parole chinoise qui a ici bien sa place : « Plus forte est la lumière, plus sombre doit être le support » (G. Ohsawa).

BLANC : SOUFFLE FRAIS, SILENCE, ESPACE. DANS LE CŒUR, UNE PERLE VIVANTE

Blanc-substance : apaise, lave, nourrit, efface. Il mène vers silence, espace. En relation avec l'expir.

Blanc-lumière : sépare les éléments impurs. La plus grande rectitude. Il éclaire et trempe notre conscience pour que nous puissions agir avec soin et dans un sens de responsabilité juste envers ce qui vit. En relation avec l'inspir.

Quand faire particulièrement appel à blanc ?

— Quand on se sent chargé.

— Pour retrouver le silence après le tintamarre.

— Avant une décision, une action importantes pour qu'elles soient libres et nettes.

— Dans le travail-couleurs, pour qu'il respecte l'autre.

— Quand on soigne quelqu'un, avant et après le travail.

— Quand tout paraît disloqué, pour retrouver le sens de l'espace

— Après certaines attaques ou épreuves, pour qu'acceptation, pardon, sacrifice puissent être vécus dans une plénitude.

— Quand tout est banal, usé, pour retrouver la joie de l'aube.

Déposer toutes les couleurs et se laisser inspirer par BLANC.

CHAPITRE IX

DANS LES RENCONTRES UNE POSSIBILITÉ NOUVELLE : RÉPONDRE PAR LA COULEUR, OFFRIR UNE COULEUR, ACCOMPAGNER EN COULEUR

La capacité de vibrer une couleur, du moment que celle-ci est vivante en nous, peut être réponse ou accompagnement. Cela se fait, la vibration passe, que nous le sachions, que nous le décidions, ou pas. Mais là où nous mettons soin et amour, ces possibilités deviennent langage, échange pour enrichir nos relations.

N'avons-nous pas déjà tout ce qu'il nous faut avec la parole, le geste, la voix ? direz-vous peut-être. Est-ce que la parole, quand elle est claire, le geste, quand il est pur, ne sont pas assez éloquents et plus aisés à utiliser que la couleur ? Voire... Nous en avons plus grande habitude, c'est même cette habitude qui peut gêner. Pourquoi alors recourir à la couleur et apprendre à « parler couleurs » ? Que donne-t-elle de particulier ? Elle nous met en situation d'inventer quelque chose, là, sur le vif, un peu comme le magicien sort un lapin de son chapeau. C'est frais, imprévu. On en est surpris soi-même !

Un exemple banal : ce matin au marché, je me cogne contre X. que j'évite depuis qu'il a coupé une haie qui nous était commune.

Au retour des vacances, le trou était là. Bon, X. nous a fait du tort. Pendant quelques mois, je l'ai évité. Mais finalement, si tort il y a eu, je continue à m'en faire en entretenant un grief. La dernière fois que nous nous sommes trouvés ensemble, mon regard dérapait involontairement chaque fois qu'il passait sur lui, trop bête, non ?

Mais ce matin, nous trouvant à l'improviste chacun avec nos paniers, que s'est-il passé ? Une vague d'un rose indien soutenu, avec de petits points dorés dedans, est partie de moi vers lui sans que je le veuille, je dirais presque sans que j'y sois pour rien, tant c'était libre et direct. C'était parti avant même de finir la phrase guindée que je me suis crue tenue de prononcer.

Vous me direz peut-être « et alors ? » Eh bien alors, c'est tout. C'est là. « Et s'il n'aimait pas le rose indien ? » « Et s'il n'a rien senti ? » etc. Je ris en pensant à toutes les questions qu'on peut se poser et je poursuis mon marché. La couleur est un langage naturel. Pourquoi y faudrait-il une traduction ?

PRÉCISIONS SUR LA COULEUR OFFERTE ET REPOUSSÉE

- Une couleur émise est d'autant plus active que vous avez distingué le ton exact qui paraît nécessaire et que vous savez le vibrer.
- La ou les couleurs d'accompagnement ne se présentent pas toujours du premier coup. C'est souvent la nuit, après qu'on a déposé son souci ou sa tendresse pour quelqu'un, qu'un jeu couleurs se compose et se précise.
- Chercher les couleurs utiles, en fait, c'est rester simplement ouvert après s'être mis à disposition pour un travail d'accompagnement. La couleur vient,

comme le mot qu'on a oublié et qui se tient là sur le bout de la langue.

• Vous pouvez avoir à prendre, à essayer, à rejeter plusieurs couleurs jusqu'au ton voulu, celui qui va avec l'accent auquel vous êtes sensible dans la situation d'ensemble.

Exemple : « Pendant le divorce de mon fils, où l'on a remué de la boue, c'était toujours un certain jaune soufre, froid, avec une pointe de vert qu'il lui fallait. Seul ce jaune-là servait à quelque chose. Les autres tons de jaune donnaient de la lumière, mais cela ne suffisait pas avec toute cette boue. Ce jaune soufre, c'était un désinfectant. » Cette femme sentait donc surtout la nécessité pour son fils d'être lavé de toute la boue remuée.

• Certaines personnes sentent nettement si une couleur d'accompagnement est acceptée, reçue, refusée par le ou les destinataires. C'est un sens du jeu d'ensemble qui se développe par la pratique. De toute façon, l'important — et le moins facile pour nous — c'est de revenir toujours à l'accompagnement « pour rien », sans crochet, sans idée de, sans attente.

• Ceci dit, une couleur offerte peut provoquer une réaction d'impatience (« Arrête de me poursuivre silencieusement », dit un garçon à sa mère), de colère. La réaction peut tenir à plusieurs choses. D'abord, regarder en soi. Y suis-je allé trop fort ? trop longtemps ? ou de trop près, comme à bout portant ? Le dosage aussi s'apprend. Peut-être y ai-je mis trop de moi, oui trop de « moi », et pas assez de blanc ?

Mais la couleur peut provoquer des réactions de défense, d'énervement, même quand le dosage, l'état d'esprit sont justes. Elle est repoussée parce qu'elle est nécessaire et qu'elle touche le point sensible. Une couleur très vibrante, dans laquelle la part de la lumière est forte, fait choc, un choc salubre. Accepter cela fait aussi partie de l'accompagnement.

Plus on est dépouillé dans le travail d'accompagnement, plus est nette l'action de fond de la lumière. Respecter celle-ci, ne pas la « traficoter » en essayant de l'adapter pour ménager l'autre et soi, c'est l'exigence première. Mais en même temps, pour les formes que peut prendre l'accompagnement, place à la souplesse et aux tâtonnements.

• Il arrive aussi que croyant émettre une couleur, on se trouve en fait peu à peu ou d'un seul coup recouvert par la couleur de l'autre. On voulait accompagner. Cela se trouve au-dessus de nos moyens du moment. Comment s'en aperçoit-on ? Si vous vous sentez fatigué, ou terni, ou découragé, ou sali, ou brouillé, laissez tomber toute idée d'accompagnement, et faites retour à la source. Le jeu couleurs cesse, il reste la lumière. Vous vous reconstituez.

Il y a une différence entre se laisser momentanément recouvrir par la couleur de l'autre pour connaître, comprendre quelque chose de ce qu'il vit, en restant actif, conscient, ou se laisser passivement entraîner dans le jeu de l'autre en croyant qu'on l'accompagne. L'accompagnement en question ici suppose que le point de repère lumière est actif en soi.

AVANT D'ACCOMPAGNER QUELQU'UN PAR LUMIÈRE-COULEURS

Admettons qu'une personne qui vous est proche est dans un temps d'épreuve (crise psychologique, maladie, événements personnels, chômage, transformations nécessaires, etc.). Vous le savez, ou vous vous en apercevez.

Questions possibles, délicates puisque nous nous trompons facilement. En bien — se croire plus aimant, plus désintéressé qu'on est ; en mal — se croire incapable d'un mouvement aimant, désintéressé :

a) suis-je réellement sensible à sa peine ? ou suis-je simplement gêné par elle ? / dans les faits ? / dans mon ressentir ?

b) y a-t-il en moi un mouvement spontané pour participer, pour aider selon mes moyens ? ou est-ce aider par un sentiment d'obligation ? / morale, familiale, sociale, personnelle ?

c) est-ce que je me trouve accablé / révolté / angoissé / par l'épreuve de l'autre ? avec, si je suis sincère, une forte envie de m'en détourner ? ou bien suis-je comme naturellement attentif à ce que l'autre vit ?

d) ai-je un besoin compulsif d'être utile / d'aider / d'être important ? ou y a-t-il un besoin naturel, comme détaché, de faire ce qui m'est possible ? Si ce besoin est là, suis-je prêt à ne faire, le cas échéant, que de petites choses, peu spectaculaires, celles qui rendraient vraiment service ? puis-je faire quelque chose sur un temps très court ? / puis-je m'engager parce que je me sens capable de tenir au moins pendant un certain temps, s'il le faut ?

e) puis-je accepter que je n'ai peut-être rien à faire dans cette situation et pour cette personne en ce moment ? Ayant vu cela, m'est-il possible de ne me sentir ni moche ni coupable ?

f) y a-t-il peut-être autre chose de plus spécifique qui serait de mon ressort et où je pourrais « accompagner » de manière utile ?

Les questions proposées ci-dessus concernent notre propre participation.

Dès que commence l'accompagnement, et tout au

long de son déroulement, il est une autre question qui place au premier plan la personne souffrante elle-même :

g) est-ce que ma démarche, est-ce que mon attitude respectent la complète liberté de l'autre ?

À cette question si importante, il n'y a pas de réponse toute prête, ni définitive. Que convient-il de mettre en œuvre en nous pour « sentir » la réponse ? Chacun découvre ce qui peut le servir : l'élan de son cœur, sa finesse d'écoute, son tact, ou encore son sens critique, etc.

Quoi qu'il en soit, c'est au *point de départ d'une relation d'accompagnement qu'il est indispensable de se poser des questions précises* et de regarder en soi.

On peut alors, plus sûrement, s'engager dans une action adaptée, si elle s'impose ; ou accepter, sans nous fermer à la peine de l'autre, sans culpabilité, que nous ne pouvons rien faire pour le moment. La peine est là. La somme des peines et des douleurs est infinie. Ça crie de tous les côtés. Parfois nous sommes placés pour accompagner. D'autres fois, non. Il reste alors peut-être un geste, une parole, quand cela se présente, et une « attention d'accompagnement » possible tant qu'elle est sans effort.

Au point de départ d'un accompagnement, c'est le recours à Lumière qui indique la direction à suivre. Rappelons aussi que *cet accompagnement, libre de part et d'autre, ne crée pas d'obligations.* Pour ne pas en faire une corvée, ou un moyen de pouvoir, celui qui accompagne revient toujours à Lumière en soi. « Je suis enfant de la lumière. » C'est du reste ce fondement dans la lumière qui tient quand l'épreuve est grave et de longue durée. Si le joint lumière-couleurs ne tient pas, notre émission couleur flotte et peut aussi aller à des fins contraires. *C'est une responsabilité que nous prenons.*

Ce travail si délicat d'accompagnement effraie un peu moins ceux qui ont pu parler en groupe de leurs expériences. On est tremblant au début, ou trop assuré. Les échanges, là, sont nécessaires et, si vous ne pouvez pas en parler dans un groupe, trouvez une ou deux personnes qui, elles aussi, ont goût à la couleur et sont prêtes à essayer de la faire jouer là où elles n'y auraient jamais eu recours, par exemple dans la famille, parmi les amis, dans les moyens de transport publics, etc.

Pour donner un peu corps à cette possibilité d'accompagnement, voici les observations d'une personne qui s'est très vite intéressée à cette action silencieuse :

« En essayant de refaire seule, avec une personne momentanément en difficulté, l'exercice du face à face que nous avons travaillé en groupe, il m'a semblé qu'à chaque évocation lumière-couleurs, la personne se redressait, qu'entre nous l'espace allait s'élargissant, que l'air circulait mieux dans un lieu plus ample. Jusque-là, pas de couleurs, mais mon attention s'est tournée vers moi.

À mon tour, je prenais du recul, trouvant la distance juste qui permettait un regard compatissant, mais sans émotions personnelles ou jugements. Je me redressais dans une verticale, et l'attitude se faisait ouverte, dégagée, attentive.

C'est une qualité de présence ni trop en avant (on pèse alors et on s'impose), ni trop retirée (on n'est presque plus participant), une présence juste au service de celui qui peut en avoir besoin. »

TROIS POSSIBILITÉS DE CONTACT PAR LA COULEUR

La couleur comme langage, ou répondre par la couleur

Une réponse non verbale : dans une situation donnée, plutôt que de répondre en mots, vibrer en soi, silencieusement, la ou les couleurs qui nous viennent, comme dans l'exemple du rêve éveillé blanc où, pensant à quelqu'un qui est dans la peine, « une couleur nous vient dans les mains ».

Au lieu du mot vibrer, pour les personnes qui redoutent le mot et ne se croient pas capables de l'acte, on pourrait dire goûter, chanter, voir, accueillir la couleur, bref, nourrir le dialogue, la rencontre, par cette vibration.

Avec l'entraînement, on apprend à vibrer la qualité de la couleur, le ton, l'intensité, la transparence qui ont le rapport le plus juste avec la situation.

Ce rapport juste n'est pas prouvable, ni démontrable raisonnablement. C'est *une éducation du ressentir touchant l'ensemble d'une situation à un moment donné,* avec toutes ses interrelations, lieu, temps, humeur, santé, argent, personnes présentes, leur histoire et celle de l'humanité, circonstances particulières, lumière, projets, etc. À un moment donné, dans notre attention ouverte, stabilisée, un jeu lumière-couleurs se fait — parfois ténu, parfois évident — et l'impression, en nous, que « c'est juste » permet de prendre le risque de répondre par la couleur. Ce « juste », je le vis souvent comme un simple contentement d'avoir fait *ce que je pouvais* faire.

Bien qu'imparfait et limité, cela donne sens à la relation. Ce contentement s'évanouit dès que j'essaie de vérifier si l'autre a bien entendu ce que je lui ai dit par la couleur ! Mais un partage spontané a souvent lieu après coup. Savoir qu'il y a communication consciente à distance est une grande joie.

La couleur offerte

Comme la réponse par la couleur, c'est aussi une participation non verbale. Elle part de la même façon, mais à un moment donné, *se précise un élan*, un besoin, une nécessité *d'offrir à l'autre* — sans mots, sans gestes — une couleur ou, plus exactement, de l'inviter à partager avec nous le bain couleur.

Cette invitation à partager une couleur que nous faisons briller pour que l'autre, peut-être, ait envie de s'y baigner, c'est encore un acte « pour rien », sans crochet au bout. L'autre est parfaitement libre d'accepter, de refuser, de ne s'apercevoir de rien, ou même d'être irrité parce qu'il aurait perçu quelque chose.

Si cela nous gêne que l'autre ne fasse rien de la couleur offerte, c'est une indication précieuse qu'il y a en nous un certain besoin de contraindre, un certain goût de pouvoir. Cela donne à la vibration couleur une tension, quelque chose de durci, de limité qui peut d'ailleurs carrément gêner l'autre, les autres, s'ils sont sensibles ou irritables.

C'est tout un art — même s'il est mineur ! — de se faire claquer la porte au nez après avoir « offert un si beau rose ! » et pourtant de persévérer.

La couleur qui accompagne

Cet accompagnement contient les éléments des deux modes précédents, *avec une conscience plus claire de ce qui est en jeu et la possibilité d'agir en durée.* Accompagner quelqu'un dans un voyage dangereux, dans une maladie, pendant un bouleversement familial, mais aussi accompagnement de soutien sans qu'il y ait de difficultés particulières, par simple amour pour quelqu'un. Cet accompagnement peut aussi être pour un grand groupe humain, sur un plan collectif, mais là il faut particulièrement veiller aux illusions.

Quand l'accompagnement dure, couleur, texture, intensité varient souvent ; ce qui assure la constante, c'est l'élan de base et la décision d'accompagner selon ses moyens.

Oui, c'est cette inspiration de source qui agit. Les moyens couleurs nous sont en même temps offerts, changeant selon les circonstances.

— Toute émission couleur est d'abord une écoute, une mise en relation.

— Que ce soit comme parole, comme offre, comme accompagnement, la couleur se vit en duo — et, malgré les apparences, pas en solo —, ou en concert, s'il s'agit de plusieurs personnes ou d'un groupe.

— L'écoute est celle de la Source en nous. Et l'écoute de l'autre, des autres dans un Ensemble.

RACONTER UNE HISTOIRE PAR LA COULEUR

Est-il abusif de parler d'un langage des couleurs, comme on parle d'un langage des fleurs ? Par « langage », entend-on alors uniquement ce qui peut passer de la valeur symbolique des unes et des autres (vert : l'espérance ; le lys : la pureté, etc) ? Mais si le langage n'est que symbolique, que devient celui qui ne connaît pas les symboles ?

Après cinq ans, nous avons fait en groupe quelques essais bien curieux de langage-couleurs. Nous avons décidé de voir s'il était possible, non seulement de faire vibrer une couleur précise, mais de raconter sans paroles une vraie « histoire », quelque chose que nous avions vécu, uniquement en vibrant silencieusement la couleur ou plutôt l'ensemble du jeu lumière-couleurs qui était lié à cette « histoire ».

Comment cela s'est-il passé, pratiquement ? La personne qui « raconte » se prépare en choisissant préalablement un fait, un objet, une sensation, une émotion où *la couleur a joué un rôle déterminant.* Pour pouvoir raconter cette couleur et son histoire, il faut l'avoir ressentie, observée, enregistrée avec précision. Puis s'exercer à la vibrer correctement. Cette préparation demande beaucoup de soin, d'autant plus que nous convenons que nous nous abstiendrons de tout geste, de toute mimique, de tout commentaire. Même de pousser des soupirs !

Le moment venu, en groupe, nous nous préparons ensemble par un passage au blanc. Placée aussi loin du groupe que la salle le permet pour avoir assez d'espace devant et autour d'elle, la personne qui raconte fait appel à sa couleur. Un signe de la main quand elle sent que « ça y est ». Un autre signe si, à un certain moment, la note lui paraît particulièrement claire. De même, elle indique quand l'histoire est « finie ». Ces gestes donnent quelques points de repère utiles aux apprentis-auditeurs que nous sommes.

Un temps de silence pour laisser se décanter ce qui a été, ou ce qui n'a pas été enregistré, pour noter. Ces notes garderont la mémoire de ce que nous avons vécu de prime abord avant les échanges.

En vibrant une deuxième fois la même couleur, il y a généralement davantage de précision de part et d'autre. L'émotion est peut-être un peu tombée ! Elle est forte chez celui qui s'expose à raconter sans le support et le masque fournis par les mots, par les gestes.

S'il y a découverte d'un langage possible, cet exercice est aussi la découverte de la peine que nous avons à ne pas nous cacher, à faire confiance à ce que nous vivons et à ce que les autres peuvent accueillir. Peur de s'exposer, peur de se tromper ! Pendant ce type d'échanges, une petite phrase clé souvent entendue au début des cours a réapparu : « Je suis probablement tout à fait à côté, mais... », ou encore : « C'est vraiment stupide, mais j'ai senti que... » Lorsque la personne qui raconte avait apporté un objet, un document, quelque chose qui donnait un caractère plus tangible à l'exercice, c'était pour beaucoup un réel soulagement.

Disons tout de suite que, dès le premier essai, nous avons été émus, agités, hautement étonnés de ce qui avait pu passer entre le conteur et son auditoire. Oui, il y avait des enregistrements étonnamment précis et pénétrants. Oui aussi, il y en avait qui paraissaient complètement « à côté ». Ces derniers avaient-ils un rapport caché avec l'histoire ? Étaient-ils tout simplement venus par inexpérience et inattention ? Avec l'émotion, il y avait aussi un côté gai car on ne savait pas si on allait pêcher une perle ou un vieux soulier ! C'était un essai, un jeu sérieux, si vous voulez ; il n'était possible qu'entre des personnes à l'aise dans certaines gammes couleur, qui se sentaient en confiance par un long travail en commun.

Pour donner corps à cet essai, voici à titre d'exemple la première histoire choisie, une histoire simple, quelque chose qui se résumait en une note : un vert frais, floconneux, avec parfois des touches de jaune qui allaient jusqu'à un doré infiniment léger et doux, plus quelque chose dont je ne sais toujours pas si cela est transmissible ou pas : un élément de distance. La note était simple, mais très riche et il importait, pour ne pas la déformer, de garder en même temps ces divers caractères « vert - frais - floconneux - jaune - doré - léger - doux - distance juste. » Chaque note comptait.

Cette « histoire » s'était imposée pendant une dizaine de jours, dans une circonstance particulière que je dirai plus loin. J'étais tremblante et résolue : raconter ainsi une histoire avec la couleur, c'est prendre aussi tout ce qui vient avec elle, l'ensemble, dont on est, au mieux, en partie conscient ! Nous avancions tous sur des œufs et commencions à y prendre goût quand la dernière à parler a éclaté : « Vous avez vu du frais, du vert, du ci, du ça, eh bien moi, rien de tout cela ! Au moment où vous avez dit "je commence", wouf ! il s'est présenté un orange intense, un feu ici (elle pose la main sur son sternum) accompagné de douleur. Rien de vert, rien de frais, rien de floconneux ! Juste à la fin, une sorte de tendresse qui vient là-dessus on ne sait comment. Et je n'ai rien pu voir d'autre. Je suis vraiment découragée. »

Je décris alors l'événement au cours duquel la couleur s'est imposée : une petite fille, à table, renverse sur elle une assiette de soupe bouillante. Les parents désolés téléphonent de l'étranger où cela se passe pour nous en faire part, et pendant douze jours, pour cette petite fille gravement brûlée, c'est cette couleur verte qui se présente à moi comme accompagnement nécessaire des soins douloureux qui lui sont donnés. L'accompagnement en vert frais *fait partie des soins.* Pendant les douze jours, cette même couleur s'est imposée ; j'essayais autre chose, en vain ! Il fallait bien veiller aussi à ce que le vert qui lui était offert restât à une certaine distance de la petite. Si l'on venait trop près avec la couleur, elle s'agitait, et c'était une peine de plus pour elle. Comme la famille était en déplacement, pas moyen d'avoir le moindre écho qui aurait pu servir de contrôle, d'où l'obligation de s'intérioriser et de faire vraiment confiance à un ressentir profond.

Puis un beau matin, d'un seul coup, fini ! Plus de couleurs ! Accompagnement terminé ! Avec la même netteté avec laquelle il avait commencé, il a pris fin. Elle n'en avait apparemment plus besoin.

Comme l'expérience avait duré un certain temps, ce n'était pas difficile de l'évoquer pour notre premier essai de langage. Je ne crois pas avoir pensé à la soupe bouillante, ni à la brûlure, mais elles étaient là, bien sûr, et la personne qui avait été si déçue de s'être trompée avec son orange et son feu avait en fait entendu, reçu, quelque chose de très précis du contexte, son point de départ — la brûlure —, et son point d'aboutissement — la tendresse pour cette petite fille, tendresse portée par le doré, doux et léger.

Mais quel a été le résultat tangible de cet accompagnement, vous demandez-vous peut-être ? Le résultat, disons *l'effet* de ce soutien à distance par la couleur a pris sa place dans tout ce qui était à disposition pour la guérison, *un élément dans l'ensemble* des soins donnés à l'enfant. Comment isoler, chiffrer un seul de ces éléments, un des plus impalpables ? L'important est que la brûlure grave s'est très bien cicatrisée.

Deux remarques tout de même : le jour où aucune couleur ne s'est présentée a correspondu exactement au premier jour où, enfin, les parents ont constaté que le plus dur était passé. Et verriez-vous un effet de l'accompagnement dans l'arrivée de la petite fille quelque temps plus tard : son saut hors de la voiture, la course en montant le petit chemin, bras étendus pour venir se lancer dans nos bras ?

CHAPITRE X

VERT, UNE ONDE FERTILE

Le vert vit sur le bout de mes doigts, le vert est l'aliment de l'humanité.

Sam FRANCIS

Voyant que je peinais sur vert, vert m'a envoyé deux ambassadeurs.

Le premier a rendu hommage à vert dans sa fonction pour notre planète :

« Je suis frappé par les deux pôles blancs de la terre et, entre les deux, la ceinture équatoriale, verte. Pour moi, vert c'est la permanence de la vie. Il a sa place entre les recommencements qui se préparent dans la plénitude blanche de l'hiver et l'accomplissement dans les fruits rouges et les automnes dorés. C'est vraiment la couleur de l'espérance et de la patience.

Oui, vert, flot de vie, permanence de la vie. Les saisons, pour moi, terrien, et l'enchaînement des saisons en spirale par la permanence du vert, c'est ce qui est important. Un bel ordre ! Un beau fleuve en route ! Ceux qui sont moins attachés à la terre ont peut-être plus de peine avec l'abondance du vert et voient plutôt en lui sa composante d'ordre, mais c'est l'ordre d'une vie en mouvement. Pour moi, les grands schémas, c'est blanc, vert et rouge. »

Le second, un tout petit ambassadeur de quatre ans, est arrivé en courant, tenant solennellement levé son index qu'il venait de couper avec un brin d'herbe siliceuse. « Regarde ! » Il montre ce qui a calmé ses pleurs, son index surmonté d'un petit chapeau vert fait de feuilles attachées par une longue tige souple de graminée.

Pour nous dans les régions tempérées, vert est familier. Tapis changeant selon les saisons, abri et couverture, il reste tout près de nous. (Essayez d'imaginer le ciel vert !) Pourtant, nous ne l'avons pas trouvé aisé à connaître.

VERT, L'AMBIVALENT ?

Vert pour la planète. Vert pour le bout du doigt de Thomas. Vert qui guérit une coupure, vert qui maintient la vie entre les pôles nous faisant un tapis, une couverture végétale, qui nous paraissent si naturels à nous gens des climats tempérés que nous devons apprendre à en prendre soin.

Oui, j'oublie facilement vert et ses vertus, ayant même une certaine peine à l'évoquer dans sa note de fond, dans ce qu'il donne de spécifique à travers tous ses tons, comme je pourrais le faire pour bleu, pour rouge ou pour d'autres couleurs.

Alors qu'il n'est pas trop difficile d'exprimer par un mouvement du corps ou des bras comment est ressenti l'effet dynamique de jaune, de bleu, de rouge, essayez avec vert !

J'attendais beaucoup, en fait d'éclaircissements, d'un groupe qui s'était montré très accordé à vert. C'était l'onde verte dans la salle ! Mais la récolte des mots qui allaient bien avec vert nous a laissés perplexes. Chaque personne avait noté ce qui correspondait le mieux à son vécu et, pour l'ensemble, que de contradictions apparentes !

Les voici, regroupés par familles :

« Vert : neutre, calme, stable, donne du discernement, repose, rafraîchit »,

mais aussi :

« Vert : vivifie, régénère, pétille, renouvelle, fait évoluer, pousse à l'exubérance »,

ou encore :

« Fraîcheur, froideur » / « jeunesse-vieillesse ».

Sur un versant, c'est croissance, fertilité, gaspillage. Sur l'autre, ordre, économie, sobriété.

Où peut bien se trouver, dites-moi, le pont entre ces différents effets ? Se cache-t-il dans les définitions du *Dictionnaire des symboles*, dont je retiens celles-ci qui me paraissent importantes :

Vert : valeur moyenne / entre chaud et froid, haut et bas / couleur humaine / vert, comme l'homme, est tiède.

Et voyez-vous le moindre pont entre ces deux images de vert qui se présentent à moi : au premier plan, vert en Ménagère Nature, économe, triant et répartissant judicieusement ses trésors de vie. Sobre, sévère et très Vierge, elle donne le pas à la compétence sur le charme. Derrière elle, vert aussi, mais en Mère Nature opulente cette fois, généreuse et même gaspilleuse jusqu'au délire, une ogresse dans la jungle !

Plus en arrière de ces deux figures dansent les verts plus imprégnés de lumière : pousses de printemps, jeunes rizières, verts mousse, verts acidulés, verts tirant sur le bleu jusqu'à ces verts émeraude qui sont un monde en soi.

Que me manque-t-il pour mieux connaître vert dans cette spécificité qui relie tous ces effets apparemment divergents ? Peut-être une certaine capacité de me tenir tranquille à la surface de la terre et de ne pas filer plus haut dans l'air ou plus bas dans le feu, ainsi qu'un point de jonction entre fertile et neutre, puisque ce sont ces deux pôles de vert que je relie mal.

Du reste, la neutralité de la Suisse, mon pays d'origine, commence seulement à m'apparaître comme une valeur et pas une simple commodité ou dérobade.

— « Les verts végétaux, des plus tendres, avec plus de jaune, aux plus opaques, avec brun, je les ressens comme nourrissants, et renouvelant notre contrat avec la terre. »

— « Plus ils sont opaques, plus ils ont l'air de sortir du limon, moins je sais qu'en faire. »

— « Quand je pense à vert, je pense à chlorophylle. Je vois la structure du soleil transformée en quelque chose de vivant. »

— « Pour moi, vert a affaire avec une loi. »

« Vert que j'associe à la Vierge. Quelque chose de neutre, de juste. Pas une exubérance de sentiments. Nous avons peut-être moins d'élan pour vert parce qu'il est plus neutre et ne favorise pas les associations passionnées comme les autres couleurs. Pourrait-on enthousiasmer et transporter une foule avec du vert ? »

QUELLES RELATIONS ENTRE L'OREILLE ET L'ŒIL ?

D'une manière générale, il semble bien que nous ayons peu de contact avec ces forces organisatrices de la nature, ce monde auquel nous introduit la lecture de Rudolf Steiner (*La Science occulte*) et ma peine avec vert indiquerait qu'il y a trop longtemps que nous avons quitté le paradis terrestre ! Si l'injonction de « prendre soin de la planète » fait écho chez beaucoup de gens maintenant, nous allons peut-être découvrir ce que vert met réellement à la disposition de notre vie sur terre.

Cette difficulté à évoquer vert m'est-elle propre, le fait que vert est une couleur secondaire composée de bleu et de jaune, est-ce une difficulté de plus ? La remarque qui suit nous renvoie à un manque plus général de sensibilité concernant ce vert.

Dans une interview, au sujet du rapport profond entre les sons et les couleurs, Alfred Tomatis fait une remarque intéressante sur jaune et sur vert : « L'oreille humaine a une gamme de perception s'étalant de 16 à 16 000 périodes environ, soit à peu près sur dix ou onze octaves. Sur le plan de la vision, en revanche, nous n'avons qu'une octave. Mais si l'on représente chaque système par une courbe, on s'aperçoit qu'il y a entre les deux tracés des correspondances presque point par point. Il serait trop long d'en faire la démonstration détaillée. Qu'il me suffise de faire remarquer qu'à la zone d'affinité acoustique exceptionnelle située entre 1 000 et 2 000 périodes [celle-là même qui détermine tant de qualités de timbre, de justesse, etc.] *correspond dans la vision une zone de plus grande sensibilité.* Il s'agit en l'occurrence de sensibilité au jaune. Cela signifie que cette couleur est celle que nous voyons au maximum. En effet, nous distinguons tous sans effort une bonne quarantaine de jaunes, alors que beaucoup de personnes ne perçoivent que deux ou trois verts différents. Or, le vert répond à une zone acoustique [celle des 3 000 à 6 000 périodes] qui est, elle aussi, une zone d'obscurité auditive, où il est difficile de s'orienter — sauf pour des oreilles très exercées telles que celles des musiciens. Le "trou" se situe surtout aux alentours de 3 000 périodes. Il est intéressant d'observer que l'oreille du non-musicien saute directement de 2000 à 4000 de même que notre perception passe très vite sur les verts pour aller de la multiplicité des jaunes à la grande diversité des bleus. »

Dans nos échanges, avec la pratique, les rapports entre voir et écouter s'imposent de plus en plus souvent, et généralement sous forme de questions, car nous sommes surpris de ce qu'apporte à la perception d'une couleur le son qu'elle peut évoquer spontanément. Nous n'avons pas fait d'exercices particuliers jusqu'à présent, mais ces relations — lorsqu'elles se présentent — dégagent une telle richesse de vie que plusieurs personnes, après trois ou quatre années d'entraînement, auraient souhaité que nous passions à la découverte du son. Elles remarquent que, pour elles, lorsqu'une couleur les frappe ou les touche réellement, c'est en même temps un son qui est perçu. À propos d'un certain or profond et sombre sur lequel nous nous interrogions, quelqu'un précise ceci : « Lorsque vous l'avez posé sur le tapis, j'ai entendu un coup de gong ! » et cette remarque, soutenue par la vibration même que la personne évoquait, nous a tous aidés à ressentir et à placer cet or. Par ce fait, la couleur est devenue plus vivante, elle s'est développée en volume au lieu d'être une simple tache de couleur. Elle a montré quelque chose de son dynamisme particulier.

Touchés par une de ces mystérieuses résonances couleur-son (ou son-couleur, comment le savoir ?), nous nous sentons particulièrement « réveillés ». En devenant plus sensibles au plan vibratoire — les sciences, les arts, les techniques nous y invitent aujourd'hui —, nous créons les conditions pour des recherches sur ces correspondances. Nous y sommes poussés. D'une génération à l'autre, on voit déjà de nettes différences.

Ce que montre notre pratique, c'est que l'écoute vient d'abord. L'écoute — attention, ouverture à... —

ouvre le champ. Là où il y a libre écoute, la couleur est très vivante ; résonne alors l'exhortation de Bernard de Clairvaux : « Tu désires voir, écoute d'abord. L'audition est degré vers la vision. »

VERT, POUR VOUS

- Vert ! En lisant ce mot, y a-t-il un ton précis de vert qui se présente à vous ? une impression ? un certain objet ou un certain paysage ? une sensation ?
- Allez chercher autour de vous le vert qui s'y trouve / et sur vous ? / dans vos poches ou dans votre sac à main ? / dans votre armoire et vos tiroirs ? / par quoi vert est-il présent chez vous ? / est-il surtout dehors / ou aussi dedans ?
- Êtes-vous de ceux qui se sentent comblés en évoquant la verte Gruyère ou la verte Erin ? / ou de ceux qui respirent mieux dans le désert ?
- Votre vert brille-t-il ou est-il mat ? / vert tirant sur le jaune / sur le bleu ?
- Vert bouteille, vert jade, vert poison, vert émeraude, vert mousse, se mettre au vert, avoir la main verte, être encore vert, un langage vert, la première pousse de vert au printemps, les masses vertes d'une forêt tropicale... que de vibrations différentes ! Avez-vous fait des choix ?
- Portez-vous du vert ? / avez-vous envie d'en porter, sans oser le faire ?
- À qui en offririez-vous en ce moment ? et dans quelles circonstances ?
- Rassemblez devant vous, par terre, pour pouvoir les voir d'un seul regard, tous les verts, / les verts que vous avez autour de vous. Quel est l'accent global qui vous frappe devant cet ensemble vert ?

• Parmi quelques-uns des mots qui sont sortis, quel choix faites-vous ? fertilité ou sobriété ? / calme, repos, ennui ou espoir, jeunesse ? / étouffement ou fraîcheur bienvenue ? discernement, ordre ou prolifération, foisonnement ?

• Ressentez-vous vert dans le front ou dans le plexus solaire ?

Une remarque entendue à propos de cette série de termes : « J'ai peine à préciser l'accent qui me parle le plus car il y a un vert qui correspond à chacun des termes évoqués. » Cette remarque est vraie pour toutes les couleurs. Ici, nous cherchons à nous préciser les accents particuliers de vert qui sont importants pour nous, qu'il nous soit possible, ou pas, de les mettre en accord avec un accent global.

DE COURTS RÊVES ÉVEILLÉS AVEC LA TOUCHE VERTE

Après le temps de préparation, temps mis à part, étirements, respir :

Le premier rêve :
Vous avez devant vous une petite pousse fraîche que vous arrosez d'eau pure / que se passe-t-il ?
Un temps suffisant entre chaque mini-rêve pour vivre jusqu'au bout le déroulement de l'onde, des images.

Le second rêve :
Vous êtes en colère / vous êtes crispé / une onde fraîche, verte, transparente traverse votre plexus solaire.

Le troisième rêve :
Au milieu du désert, une fleur s'est épanouie / la voyez-vous ? / a-t-elle des feuilles ?

Le quatrième rêve :
En avion, vous survolez la forêt vierge / avez-vous envie de vous poser dans cette végétation dense ?

Le cinquième rêve :
Dans la chambre d'un malade, vous posez une émeraude. / Cherchez à bien voir d'abord ce vert émeraude / qu'il soit solide, une émeraude / ou liquide, comme les jeux d'eau émeraude dans les mers tropicales.

Le sixième rêve :
Vous recevez une grande écharpe verte transparente / qu'en faites-vous ? / où la mettez-vous ?

Le septième rêve :
Devant vous s'offre le plus beau pré que vous puissiez voir / que faites-vous ?

Respirations plus amples, étirements, retour tranquille aux activités habituelles.

— L'effet général le plus marqué, en groupe, a été chaque fois la détente réelle ressentie en évoquant « une onde fraîche, verte, transparente qui traverse le plexus solaire ».

— « J'arrose une pousse verte : elle pousse à une allure vertigineuse, devient arbre, très bel arbre qui porte fleurs et fruits en même temps. Je peux m'abriter du soleil et de la pluie dessous. Mais il continue à grandir, il est très envahissant, ses branches poussent jusqu'à terre et je m'y sens enfermée. »

— « Une fleur dans le désert : la fleur poussant dans la lave en Islande, une photo que j'avais vue s'impose très nettement. La vie, dans toute sa fragilité est plus forte que la mort. »

Multiples visages du vert : tel un patchwork de nuances. Certaines personnes ont de la peine à évoquer vert sans support matériel, d'autres se sentent étouffées par vert, ces difficultés, si elles sont regardées avec attention, nous aident à nous connaître.

— « Le support du vert, c'est important. Au début, j'étais d'accord avec le vert de l'arbre ou du blé, mais pas le vert de la voiture ou de l'objet en plastique. Je fais moins la distinction maintenant. Je me recharge — au passage à niveau — avec le vert pistache de la voiture arrêtée devant moi, je me délecte du jaune doré du tracteur, du jaune d'œuf de la grue, du morceau de plastique vert qui ourle l'agrafeuse. En essayant de voir les couleurs, cela me montre que je ne vois pas. Mais parfois, un peu réveillée, je vois, et c'est une sensation si forte que je me rends compte de mon état endormi. Je voudrais trouver la recette pour rester toujours éveillée. J'ai senti pendant le travail en groupe que, *pour sentir, il faut se permettre de sentir*, prendre le temps surtout, s'accorder le temps. »

— « J'envoie du vert vif, plein de bulles, du vert liquide à la douleur sous le sternum qui me réveille souvent la nuit. Elle n'est pas guérie pour cela mais ça lui fait grand bien et ça me permet de l'accepter. »

— « Moi, j'ai refusé le vert. Je n'ai même pas voulu y penser. C'est une couleur que je n'aime pas par nature. Vert m'étouffe, me serre à la gorge, me donne des nausées. Dès que je peux le voir transparent, vaporeux, cela va mieux. J'arrose tous les jours une petite pousse de misère chez moi. J'ai vu que je pouvais l'accepter puisque je l'arrose tous les jours. »

Pour ceux à qui vert donne des vertiges panthéistes, ne peut-on pas cadrer le vert entre le blanc et le rouge ? Le vert, c'est la chlorophylle, c'est-à-dire le fruit de l'interaction des principes esprit-lumière sur les éléments matière. Vert, un intermédiaire vivant entre nature et esprit.

— « *J'aime énormément le vert, à condition qu'il soit lumineux.* C'est un grand facteur d'équilibre physique » (une personne de 80 ans).

— « Une couleur merveilleuse par les nombreuses tonalités qu'elle a dans la nature. Par la fenêtre en ce moment, du vert le plus tendre au vert le plus austère... Quelqu'un a tondu l'herbe et en a laissé une partie non coupée, en forme de triangle juste au pied d'un arbre, c'est extraordinaire. »

— « En ce moment, vert c'est surtout pour moi tout ce que nous détruisons de la planète. Je rentre de la Forêt-Noire. La mort des forêts, ce n'est plus seulement une menace maintenant que j'ai vu là-bas la fin de vert. Mon angoisse était grande pendant que je marchais entre ces grands troncs nus, fantômes de ceux sous lesquels nous pique-niquions autrefois. Je suis profondément ébranlée par ce que j'ai vu. J'essaie d'être encore plus soigneuse, un peu plus consciente avec ce qui pousse autour de moi, mes petits-enfants, le jardin, tout ce qui est vert. »

— « L'été, je passe presque tous les jours quelques instants dans le parc voisin. Je me remplis les yeux de tous ces tons de vert différents et juxtaposés, parfaitement harmonieux. Un jour dans cette verdure j'ai dessiné un arc-en-ciel et j'ai vécu un instant de plaisir parfait. »

VERT EN COMBINAISON AVEC D'AUTRES COULEURS

Choisir deux couleurs d'intensité comparable, les juxtaposer, vivre ainsi le mouvement de chaque couleur en liaison avec l'autre. Ainsi le blanc semble faire ressortir le côté neutre et apaisant du vert, le bleu son action régénératrice, tandis que le jaune magnifie son côté fécond.

- *Vert et rouge* :

« Avec rouge, vert s'accomplit et je regarde avec le plus grand contentement ces fenêtres de ferme à volets verts à demi fermés sur des géraniums rouges, à l'heure de midi. Je me rappelle aussi qu'en Chine, rouge et vert ensemble suggèrent la couleur elle-même, ainsi que toute la gamme de l'expérience des sens. »

• *Vert et bleu*:
« Les deux couleurs coulent de source. Une me paraît d'en bas, l'autre d'en haut. »

• *Vert et jaune*:
« Vie chez tous les deux. Vie et éclat chez jaune, avec élan. Vie féconde, régénératrice chez vert, avec calme étale. Le jaune ouvre le champ, le vert y fait croître ses jeunes pousses. Jaune éclaire et illumine le champ, vert en assure la base étale et féconde. Jaune donne au vert éclat et vie, l'empêche d'être trop stable. Vert nourrit le jaune, augmente sa force, le relie à la base nourricière, comme la tige de la fleur. »

UNE ÉPREUVE ET UNE RESTAURATION PAR LE VERT : VERT MIS À SA PLACE

Vert — quand nous l'avons travaillé plus à fond — a entraîné certains dans une sorte de délire de croissance végétale qui menaçait de tout envahir, même le ciel !

Mais quelle richesse d'expérience !

> «J'ai eu très peur, mais maintenant, vert est pour moi la couleur d'une évolution. Pendant ce que j'ai appelé "ma crise verte", j'ai noté des étapes :
>
> « D'abord le vert. Épreuve terrible et terrifiante. Je commence à penser simplement vert, sans image particulière un soir avant de dormir. Et aussitôt tout se met à bouger. Sentiment d'être projetée dans l'inconnu sans pouvoir me rattraper à du solide. Au moment de dormir, difficile. Je vois toutes les couleurs du prisme danser. Moi, un point. Toujours sans attache.
>
> «Je finis par m'endormir.

« La seconde épreuve est bien pire. Je repense vert, toujours le soir et presque malgré moi. Cette fois, tout se met à nouveau à bouger mais d'une façon beaucoup plus large et je suis effectivement projetée dans un espace inconnu où toutes les couleurs, comme menées, dirigées par le vert, m'entraînent. Je suis entraînée dans une spirale arc-en-ciel, happée comme dans un cône, vers le fond.

« Vision du noir de la mort.

« Ceci me procure une angoisse presque intolérable. J'essaie le rêve éveillé de la maison en la peignant en blanc ; d'imaginer un nuage blanc, un lac blanc. Mais rien n'y fait. L'angoisse demeure.

« Au réveil, cela ne va pas mieux. Je continue à avoir ce sentiment d'être perdue, de ne plus avoir ma place sur la terre et je vois tout vert, même le ciel gris, les nuages qui bougent.

« Le monde est vert, couleur du devenir, d'une évolution, du mouvement de ce monde.

« Je caresse mon chat blanc. Puis la musique m'apaise. Mais c'est le feu de bois et sa flamme mouvante (orange et non rouge) qui me ramène sur terre, me redonne mon assise et ma paix.

« Depuis, je continue à regarder le monde à travers ce vert (un vert herbe finalement), à le voir bouger ou plutôt trembler.

« Mais à l'angoisse a succédé un calme, une sérénité, une impression d'avoir accompli un voyage qui m'a fortifiée. Je ne peux pas en dire plus pour l'instant. »

Avec cette expérience, on aborde l'aspect de vert qui est aussi couleur de la mort, couleur de la végétation qui naît, croît et meurt, un vert qui va vers les bruns desséchés, qui ternit les jaunes, qui va vers les verdâtres.

Quand je dis « vert », sans partir de lumière, sans l'évoquer dans un ton précis, sans l'associer à un support (eau, céramique, tissu, feuillage), l'effet le plus tangible est celui-ci : sous l'effet d'une valeur moyenne qui s'étale partout (le vert), une certaine passivité s'établit, un calme légèrement feutré, ce n'est pas le repos, c'est un état végétatif auquel manquent lumière et vie.

La neutralité, la passivité du vert, poussées un cran plus loin, et c'est la fin d'une vie. *Il y a un cycle du vert avec ses retombées, et pas seulement un élan comme dans le jaune ou le rouge, une descente comme dans le bleu ou le violet.*

Vert effrayant au moment d'une crise, mais aussi : « Si je cherchais sur une planète une petite trace de vie, ce serait du vert qui me l'indiquerait », dit une amie qui n'est pas astronaute, et vert vient aussi reconstituer la vie chez ceux qui sont éprouvés : nous sommes plusieurs réunies autour d'une femme qui vient de perdre son mari après une longue maladie et nous lui demandons, la voyant très épuisée, ce que nous pouvons lui donner. Elle ne le sait pas et nous restons silencieuses un moment, attendant de voir si quelque chose se précise. Voici une des images qui se sont présentées : dans un long bateau-pirogue vert, uniquement fait de très longues feuilles vertes, de palmes ou de bananiers, notre amie étendue, sans mouvement, mais vivante. Elle, la super-active, repose là dans sa coque verte contre laquelle l'eau glisse avec un bruit de soie et de grosses perles d'eau roulent sur les feuilles. Le fleuve lui-même, le Nil, est vert presque dense tellement son eau est féconde. Les paroles d'accompagnement (qui se présentent souvent quand les images sont très claires) : « Une âme fatiguée descend vers la mer. »

Une indication nette de ce dont notre amie avait besoin à ce moment-là !

Après avoir passé un certain temps avec la vibration verte, nous remarquons qu'elle aide à remettre d'autres couleurs à leur place, que cette valeur « moyenne », « tiède » qui rend souvent vert ambivalent, contient aussi *un aspect médiateur.* Bien que sa place exacte reste encore mystérieuse pour moi, un jour à l'improviste, j'en ai vu quelque chose. J'attendais dans un bureau où se trouvait une reproduction d'un Christ dans l'attitude de celui de Vézelay. Tout en attendant, je regarde la photographie en noir et blanc. Par un de ces glissements d'attention qui se produisent parfois, au bout d'un moment, c'est vert qui vient se mettre sur les pieds du Christ, ces pieds si importants par le contact qu'ils établissent entre ciel et terre. Sous les pieds, le petit socle devient rouge. Toute la présence est dorée. Et derrière la tête, un cône bleu s'en va bien au-delà de la photographie, loin dans la profondeur.

DES VERTS PÂTURAGES A UNE MER D'ÉMERAUDE, VERT QUI SOIGNE

Vert vie, guérison, espérance.

« Avec le vert, je pense tout de suite aux fraises des bois. Le vert est la couleur de la vie de la plante quand elle pousse. Et chez l'homme, le vert est la couleur de l'espoir. Comme la plante a besoin d'eau pour se développer, l'homme a besoin d'espoir. Il lui faut cette soif d'espérance pour guérir. Sans eau, le vert, la plante meurt. Sans espoir, l'homme végète. »

Dans un premier temps, ce sont les verts pâturages

où l'on se refait. Puis l'âme a soif de verts transparents et alors apparaît le vert émeraude où la force de régénération agit en plein.

« Vert = panser », note laconiquement une personne qui cherche toujours la note de fond d'une couleur. Permettre la vie sur la terre et mettre de l'ordre dans le vivant, c'est bien l'affinité naturelle de vert avec soigner, guérir. « Il semble que les grands chirurgiens ont beaucoup de vert dans leur aura, un vert accompagné d'un beau rouge et que vert, sans rouge, se voit dans celle des infirmières et des médecins qui aiment leur métier. » (T. Lobsang Rampa, *Les Secrets de l'aura.*) « Mais je comprends », commente une femme qui voit les désordres de santé avant qu'ils se soient manifestés sous forme de maladie, « je comprends que dans certaines écoles on ne permette pas aux guérisseurs d'aborder vert avant qu'ils ne soient maîtres des autres couleurs, car si les autres couleurs sont davantage sur le plan éthérique, le vert me paraît faire le passage entre le plan éthérique et le corps physique plus grossier. S'il n'y a pas là un ordre profond, le trouble peut apparaître sous forme d'une autre maladie. »

Ayant plusieurs fois accompagné, à distance ou de près, des personnes qui avaient à passer par une opération, nous avons été surpris, au début, de voir ces personnes reposer, sans que nous l'ayons voulu ou imaginé, dans des sortes de grands bains d'ondes transparentes, vertes et bleues. En échangeant nos impressions, nous avons vu que cet effet se retrouvait pour d'autres. Bref, nous arrivions alors au vert émeraude, à ces jeux de lumière dans des eaux pures et à leur pouvoir de régénération. Nous avons ainsi souvent trouvé les personnes, avant et après l'opération, reposant, brisées, blessées, mais attendant en confiance le retour de la vie. Car aussi loin que nous mène le vert émeraude, il permet de garder un bon contact avec la présence physique : « J'ai observé que, dans les cours de yoga, mon vert émeraude transparent est vraiment ce qui déclenche la détente, chez moi d'abord, puis chez les élèves. Ce que je trouve le plus frappant, c'est que la couleur vient sans que je l'évoque, elle m'inonde. »

Oui, nous sommes attirés par le vert émeraude, nous y plongeant en vacances dans ces bords de mer qui sont alors paradis retrouvé, ou à défaut sur les catalogues des agences de voyage. Jeux du vert avec ses forces de renouveau, de reconstitution ; jeux du bleu et de l'énergie indestructible de l'esprit de vie ; ondes de verte espérance. « Me plonger dans les verts d'eau transparents, c'est renouveler mon contrat avec le ciel et acte de purification. »

Vert émeraude pour la guérison : est-ce l'effet de certains verts qui réveille en nous la soif de guérir ? Ou devenons-nous sensibles à l'action du vert quand nous nous ouvrons à la possibilité de guérison ? Je participe au processus de guérison d'une douleur et même d'une fracture à un genou par un vert frais et calme (dissiper la douleur) ou par un vert émeraude, rapide (activer la guérison). En même temps que cet aspect thérapeutique, la transparence de la couleur émeraude conduit vers une connaissance de soi et d'un certain ordre des choses vivantes.

MISE EN JEU DE LA COULEUR VERTE

Et, plus fort que l'espoir, la verte Espérance.
SAINT-JOHN PERSE.

À travers toutes ces pages où nous évoquons toutes sortes de fonctions de vert, celle qui s'impose, c'est sa fonction pour notre planète : une onde verte, transparente, à impulsions régulières, ceinture la planète. De tons plus soutenus aux tropiques, elle va s'éclaircissant vers les pôles.

Tout ce qui croît en bénéficie. Il y en a très peu, je crois, qui connaissent quelque chose du rôle de vert au niveau de la planète et nos actions sont encore celles d'ignorants. Mais l'onde verte passe... et je la vois passer par celui qui cultive son champ, qui fait son jardin, qui arrose une plante sur sa fenêtre ou qui fait lever du blé dans une assiette. Elle inspire ceux qui, avec intelligence et respect, observent et goûtent la nature et tous ceux à qui l'expression « prendre soin de la planète » dit quelque chose et qui en sentent le caractère pressant. Et quand on dit « le corps de la planète », on pense à son corps dense, sa matérialité, mais aussi à son corps d'énergie.

Le cycle de Vert passe aussi dans la terre, ce qui apparaît au cours de ce rêve éveillé :

> « Me demandant si Vert ou l'onde verte pénétrait aussi *dans la terre,* je me suis proposée de descendre en rêve éveillé sous la surface de la terre. Au départ, j'ai décidé que j'étais verte et que j'avais à la main une lumière verte.

> Je descends et le parcours qui se fait de lui-même est une sorte de longue parabole : une descente assez douce, un long temps à un niveau horizontal sous la terre, et une remontée en pente douce, retour à la surface.
> Peu d'éléments précis car j'y vois mal.
> Ce qui apparaît comme important : il n'y a pas — sensiblement — de point net à partir duquel je puisse dire « maintenant je remonte ». Il y a donc un passage où je suis comme endormie, ou inconsciente, ou en hibernation, avant la remontée vers la Lumière.
> Ce passage préserve quelque chose du Vert avec lequel je suis descendue et permet la remontée dans des conditions identiques.
> Il y a là *une valeur de Vert qui dans sa neutralité sert de joint entre une saison et une autre*, il garde un germe de vie dans ce qui pourrait apparaître comme une mort. C'est dans ce moment de tranquillité verte, neutre, dans cette apparence de mort, qu'est préservée la semence, vie qui deviendra jeune pousse, plante féconde, vie dans son exubérance verte.
> *Le cycle du Vert passe aussi sous la terre*, et le principe de liaison entre deux formes de vie est contenu dans ce passage souterrain, sans accent, mais vivant. »

Celui qui garde en son cœur une forte espérance a aussi affaire avec cette onde verte.

Soins de la vie sur la planète, vertu d'espérance, ce vert a encore affinité avec la paix. La paix qui s'enracine dans nos cœurs et se développe dans la lumière.

Tiens ! j'y pense : c'est à partir de cette onde verte que s'éclaire une phrase qu'on vient de me dire au téléphone : « J'ai été frappée par un certain vert nouveau sur le vélomoteur d'un garçon. Ce vert s'est associé alors à cette phrase : "Si tout le monde était habillé en vert, la paix reviendrait sur la terre." »

VERT, LE RENOUVEAU

— Pour soigner, pour apaiser, pour rafraîchir, l'onde verte.

— Vert... non pas une couleur, mais un processus. Penser à la chlorophylle.

— Par les verts neutres, rester sobre, calme, tolérant lorsque c'est nécessaire.

— Vert, le médiateur.

— Aller chercher, « loin dans l'univers », ce vert inépuisable qui permet d'enraciner en nous la force d'espérance.

CHAPITRE XI

ORANGE, FOYER DE CHALEUR ET DE LUMIÈRE

Ce matin d'avril, encore la neige, voleuse de printemps. Recouvertes, les premières pousses qui nous ont réjouis, recouverts les pissenlits pour la salade !

Et nous aussi, recouverts par l'hiver.

Dans ce blanc sans bruits, des couleurs volent. Pinsons du nord, verdiers, sitelles, rouge-gorge (un seul), moineaux, mésanges pépient au printemps caché. Avec ses couleurs posées à la diable, blanc noir rouge, le pic épeiche est venu ; le bouvreuil aussi, tout son contraire, avec le noir, le blanc, le gris et le rose pivoine soigneusement disposés en habit dont chaque pièce serait autonome.

Je prends dans la main gauche jaune lumière. La main est remplie par cette onde vibrante.

Dans la droite, je mets rouge feu, et rouge remplit la main droite et la pénètre.

Je rapproche les mains en cuillères l'une contre l'autre — un temps d'arrêt — et une fusion s'opère : orange apparaît peu à peu, passant par un peu plus de jaune, un peu plus de rouge, jusqu'à se stabiliser.

À ce point, il pourrait se densifier pour devenir simple orange et remplir les mains de son poids et de sa saveur. Si je le garde dans sa vibration de lumière, c'est un soleil qui m'éclaire et me réchauffe. Un foyer vibrant au milieu de la neige, du gris, du froid. Qu'il soit fruit ou lumière, je sens orange d'abord dans la gorge et dans le thorax et sa chaleur est faite pour être partagée.

Orange, couleur généreuse, couleur de partage. Un foyer qu'on ne garde pas pour soi. Orange né de jaune lumière et de rouge feu.

Orange serait-il aussi la couleur la plus « inoffensive » ? Au cours des sept années d'expériences et de travail, je ne crois pas avoir entendu ni un groupe ni une personne parler d'expériences pénibles avec orange. Voyant cela et combien orange peut nous remplir, certains se sont demandé pourquoi orange avait si peu de place dans notre société. Une des réponses données : « Parce que nous ne sommes pas une société généreuse. » Qu'en pensez-vous ?

UN PREMIER RÊVE ÉVEILLÉ AVEC ORANGE,
LIÉ AU CORPS, À LA SENSATION

— Mise en route, comme pour d'autres couleurs, bien qu'il soit possible même au début, d'évoquer orange n'importe où, y compris dans une foule.
— Vous évoquez ORANGE. / Un ORANGE vivant, plein, actif. / Il bouge. / Il peut être changeant, selon qu'il y passe plus de courants ROUGES ou JAUNES.
— Prenez maintenant ORANGE dans vos mains jusqu'à ce qu'elles en soient remplies / pénétrées / réchauffées.
— Maintenant, ORANGE dans votre bouche. / ORANGE remplit la bouche. Elle se détend et se réchauffe.
— Vous est-il possible d'avaler ORANGE ? / De le laisser descendre le long de l'œsophage ? / ORANGE — qui éclaire et qui réchauffe — jusque dans le plexus solaire où il établit un petit foyer / et, si vous le voulez, jusque dans l'estomac.
— Vous pouvez aussi placer ORANGE dans le dos, entre les omoplates. / Une sorte de petit foyer portatif dans le dos ! / Ressentez alors si c'est plutôt ORANGE comme un fruit ou ORANGE comme impalpable lumière.
— Doucement, revenir du rêve éveillé. / Si possible, garder vivant l'aspect lumière-chaleur de l'ORANGE.

Pour ce rêve éveillé qui sollicite surtout les sensations corporelles, quelqu'un qui ne se serait jusque-là jamais intéressé à ORANGE peut se servir d'impressions et d'observations passées : «Je suis revenu dans les rues de Menton où même la prosaïque avenue qui mène à la poste est bordée d'arbres taillés en sphères parfaites couvertes de ces oranges qui sont, pour moi, *le* fruit du soleil. À tel point que, jusqu'ici, la couleur orange, ce n'était que le fruit, d'où ma peine à "avaler orange". Des oranges, j'ai passé à la sensation de l'orange que nous recevions une fois par année sous l'arbre de Noël de l'école du dimanche. Une orange qu'on nous donnait sans papier, de la main à la main, avec une certaine solennité. »

Ce qui peut gêner aussi le libre mouvement du rêve éveillé, c'est le fait d'évoquer un orange trop dense, peu vivant : « Il ne se passe pas grand-chose parce que mon orange est en gros morceaux. Si j'arrive à le rendre plus lumineux, il commence à circuler. »

Le moelleux de l'abricot (un orange qui tire sur le rose), la transparence de certains pavots, le juteux de l'orange coupée en deux, la boule de feu du soleil, les tons d'orange ineffable au couchant : à chaque modification de texture, de luminosité, nous passons d'un plan à l'autre.

DEUXIÈME RÊVE ÉVEILLÉ AVEC ORANGE,
LIÉ À LA SENSIBILITÉ

— Vous évoquez un foyer stable de couleur ORANGE. Stable, calme. / Il est là devant vous. / Laissez se constituer ce foyer ORANGE jusqu'à ce qu'il soit nourri. / Il peut crépiter, tout en restant calme dans son fond, bien posé au sol devant vous. / Vous en sentez la chaleur. / Vous en vivez la lumière.
— Évoquez maintenant un groupe réuni autour du foyer ORANGE.
— Tranquillement, laissez venir les personnes qui se présentent à vous, même si vous êtes surpris par certaines arrivées.
— Autour du foyer ORANGE, plusieurs personnes sont venues se placer silencieusement. Connues ou inconnues. / Vous êtes ensemble, calmes, unis dans le rayonnement fort, stable de ce foyer ORANGE. / Vous faites partie de ce rayonnement. / Vous aussi, vous rayonnez lumière et chaleur.
— Ce rayonnement ne s'arrête pas à vous. Tout un espace avec ce qui s'y trouve est réchauffé, éclairé par cet ensemble : foyer, personnes.
— Qu'y a-t-il pour vous d'important / d'étonnant / de précieux à vivre avec cet ensemble autour du foyer ORANGE ?
— Restant imprégné de cet ORANGE, doucement, ouvrez les yeux, étirez-vous.

DES FOYERS BIEN DIFFÉRENTS !

— « Mon foyer était une grande coupe pleine d'ouate. Le Thermogène orange. Chacun entrait et se mettait l'ouate où il fallait. La provision se renouvelait d'elle-même. En arrivant, j'avais froid et pendant l'exercice, je me suis réchauffé les mains. Cela se renouvelait comme un petit bouillonnement. »

— « Autour du foyer, c'était une réunion de famille. Elles sont assez pénibles en ce moment. On ne disait rien, c'était assez tendu, mais le foyer faisait comme un mandala au milieu de la pièce, une sorte de lieu d'échange silencieux. »

— « Pour moi, le foyer s'est transformé en une soupe au potiron. Un orange avec beaucoup de lumière, moelleux, intense, et immédiatement j'ai pensé : la fondue crée la bonne humeur. C'est vraiment l'aspect nourricier. Et, un potage orange, c'est aussi très rassemblant. »

— « J'étais gelée, fermée, isolée. Orange m'a donné un élan. »

— « Dans le foyer, j'ai eu surtout la sensation de ceux qui sont autour. Au fur et à mesure que les gens arrivaient, j'avais l'impression d'être responsable d'eux. Et, dans le feu, le blanc incandescent au milieu du foyer me frappe, le côté lumière du blanc. » Il y a un jaillissement de l'intérieur vers..., c'est un mouvement très particulier. Comme si pure lumière voulait se manifester en amour, en soleil. Oui, nettement un surgissement. À ce moment, nous ne sommes pas simplement des gens qui se réchauffent ensemble à un bon orange. La source de vie est si pure, ce blanc au centre, qu'elle apparaît froide. En vivant ce jaillissement, on prend la responsabilité de lui donner forme et couleur. Je ne suis plus le simple spectateur de l'orange, et cette attitude active se manifeste aussi dans mes rapports avec les autres.

ORANGE ET BLANC

Même une couleur « facile » comme l'orange, pour être pure et libre, demande un passage préalable par blanc. Même pour orange, il faut lâcher prise d'abord ! Et si l'on offre orange, c'est encore les mains vides, *pour rien* :

« J'ai essayé de mettre mon mari qui est dépressif depuis longtemps entre des murs orange. Il se débattait. J'ai essayé un endroit plus aéré, idem. Et à force d'entendre dire qu'on peut augmenter la part de la lumière dans la couleur, rendre la couleur plus libre, plus vivante, plus légère et en même temps plus active, il me vient à l'esprit que je pourrais poser sur son épaule une simple écharpe orange. Cela suffirait. Il pourrait peut-être l'accepter. Je viens de voir que cela n'allait pas parce que je *voulais* trop. »

ORANGE ET NOIR

« L'orange, plutôt abricot très mûr, m'est apparu spontanément lors d'un gros chagrin, accompagné d'un sentiment douloureux de culpabilité.

« Ayant peu de mesure dans certaines démarches, j'ai subitement changé les couleurs de tout mon appartement : les murs, jaune et vert pâle, sont *tous* devenus orange ; les abat-jour, les rideaux, le dessus de lit, les draps ! Je me vautrais dans ce bel orange, sans retenue, sans honte. Et plus j'en abusais, plus il donnait, avec amour et générosité. J'avais envie de lui dire : "Comme tu es nigaud, garde quelque chose pour toi !" J'ai craint qu'un jour il ne me parle plus, aussi lui ai-je offert un peu de noir... par petites touches d'abord, par larges taches ensuite. La combinaison me convient parfaitement et sur le dessin, vous voyez la base noire et la sphère orange dessus ne se rejoignent pas, c'est intentionnel.

« Avec noir, je me restructure. Noir est lumineux, il éclaire mon orange que je craignais de voir insignifiant. Mais du noir, je n'en désire pas trop, juste ce qu'il faut pour accompagner. »

DANS LA SPHÈRE ORANGE, LE RÊVE ÉVEILLÉ DE CEUX QUI SONT SÉPARÉS

Ce rêve éveillé important permet de garder ou d'établir un contact vivant avec quelqu'un dont nous sommes momentanément, et physiquement, séparés. C'est aussi une forme d'entraînement que nous avons beaucoup travaillée pendant les vacances où l'on est souvent loin de chez soi — et on se tracasse —, où nos enfants voyagent et ne donnent pas de nouvelles, où un être qu'on aime court des risques à l'étranger, bref, plutôt que de se tracasser, de se demander sans cesse ce qu'il fait ou ce qu'elle devient, plutôt que de se languir ou d'imaginer mille périls, essayons le rêve éveillé. Celui-ci nourrit la relation avec la ou les personnes dont on est séparé, nous fortifiant par la lumière et la chaleur de l'orange. Le rêve éveillé est tout simple, ce qui compte c'est la qualité de la sphère que vous évoquez au départ :

— Évoquez une belle sphère ORANGE, vaste, transparente, lumineuse. / Une sphère stable, forte et calme, bien nourrie par l'ORANGE, sans à-coups.
— Si c'est possible, voyez la sphère avec assez de précision pour en suivre le contour. / La sphère ne se dilue pas dans l'espace. / Elle ne se durcit pas non plus. / Elle peut être soit ferme de contour, soit un peu nimbée, toujours vivante.
— Ressentez aussi le volume intérieur de la sphère, sa chaleur nourrissante, calme / sa lumière.
— À ce moment, vous sentez peut-être que vous faites partie vous-même de cette sphère ORANGE.
— Invitez la (ou les) personne (s) à qui vous pensez à entrer dans cette sphère, sans pression aucune, tout naturellement. Vous pouvez l'appeler par son nom si cela

vous aide. / La personne prend place au beau milieu de la sphère ORANGE.
— La personne se trouve dans cette sphère ORANGE qui est sa maison, votre maison de chaude lumière. Votre lieu de rencontre. / Et vous contemplez cela, silencieusement, le temps qu'il faut pour que cela soit réellement vécu. / La personne est nourrie, réchauffée, éclairée par ce bain particulier de la sphère ORANGE.
— Si cela vous dit quelque chose, vous dites doucement, pour vous-même ou à haute voix : « (ici, le nom de la personne), joie, force et protection. »
— Étirements, respir approfondi, ouvrir les yeux. Et vous allez à vos affaires.

En faisant appel à lumière orange, pour vous, pour l'autre — car c'est vous qui créez cette sphère orange qui devient sa maison — vous acceptez que du plan lumière vienne la protection nécessaire à ceux que vous aimez. Vous ne connaissez pas les conditions pratiques du moment, telles que les vit le voyageur, mais vous l'avez remis à la lumière orange, vous vous êtes remis à la lumière orange dans cette sphère, votre maison d'énergie.

Remarque

Si votre sphère, au début, est étriquée, agitée, lourde, c'est que vous vous êtes troublé, ou que vous êtes fatigué. Vous ne pouvez pas inviter la personne dans une sphère pareille. Revenez-y à un autre moment, jusqu'à ce que, rafraîchi, vous puissiez lui offrir une belle sphère orange.

Ce rêve éveillé s'est trouvé bénéfique pour ceux qui l'ont pratiqué et qui se sont souvent étonnés, au début, du calme et de la confiance qu'ils en retiraient. À partir de quoi il arrive aussi que le jeu intuitif qui nous relie aux autres, même quand nous sommes séparés, se fasse mieux et permette de sentir comment les choses se passent pour le voyageur. Parfois, au retour, nous avons confirmation ou infirmation de ce que nous avons senti !

Avec l'entraînement, le fait de se faire du souci pour quelqu'un paraît de plus en plus inefficace, du moins à celui qui peut évoquer la sphère orange et en sortir fortifié. Quant à la personne à qui elle est offerte, on ne sait pas, la plupart du temps, ce que le rêve éveillé « lui a fait ». *Mais accompagner quelqu'un dans la confiance est une des grandes forces de l'amour.*

Il se trouve aussi des situations, où même la sphère orange la plus libre, la plus vibrante, paraît inutile et déplacée. Ce sont souvent des situations vraiment graves, ou alors, en nous, des émotions très profondes qui interviennent. L'énergie de la sphère orange n'est pas celle qui convient. Il en faut une d'un autre niveau et c'est alors que je suggère, à ceux qui en ont le besoin profond, de placer la personne dans un œuf de lumière. C'est une approche dans un silence plein de respect. Voyons ce qui est possible :

RÊVE ÉVEILLÉ DE L'ŒUF DE LUMIÈRE

— Évoquez un très grand œuf de LUMIÈRE. / JAUNE DORÉ TRÈS CLAIR ou BLANC ÉTINCELANT. / LUMIÈRE RADIANTE.
— Le contour de l'œuf, l'ovale est nettement dessiné, même si l'éclat le rend malaisé à voir. / C'est un œuf d'une grande beauté.
— Tout l'œuf est net, de la netteté intérieure. / Pas comme si vous voyiez un œuf sur la table.
— Cet œuf, c'est en fait un CHAMP DE LUMIÈRE STABLE en forme d'œuf.
— Dans ce CHAMP DE LUMIÈRE STABLE, vous placez la ou les personnes avec qui vous établissez un contact à distance.
— ....
— Contemplez la ou les personnes qui reposent dans ce VOLUME DE LUMIÈRE / et prenez conscience que *TOUT EST BIEN.*
— Étirements, respir approfondi, ouvrir les yeux. Et en vous levant, retournant à vos affaires habituelles, sachez que *tout est bien.*

ORANGE, LA PLÉNITUDE

— Orange fait de rouge (le feu) et de jaune (la lumière, la connaissance).

Par orange : chaleur et lumière se lient pour amener à une plénitude.

— Par Orange : s'ouvrir à l'abondance, à la générosité, se découvrir riche,
et avoir joie à partager.

— Par orange : nourrir sa confiance dans la vie. Louanges et gratitude.

CHAPITRE XII

GRAVITÉ DU VIOLET DERRIÈRE LUI, DES ÉCLATS D'OR

Parmi les œufs teints de Pâques, les violets foncés étaient les plus beaux, ceux que nous mettions en premier dans la fourmilière pour que les fourmis en s'y promenant dégagent cet entrelacs de fins sentiers blancs, mystérieuse écriture qui nous fascinait. Violet accompagnait les cloches de Pâques et, au moment ultime de faire briller les œufs en les frottant avec du lard, on avait la main remplie de ce violet brillant, moelleux, profond qui sentait l'œuf tiède, la teinture, le lard et la fête.

Pour une fois, en abordant une nouvelle couleur — violet — je vous propose un ton précis, celui dont la vibration peut susciter les mouvements décrits plus loin : c'est *un violet foncé*. Pas un mauve, qui est un violet pâle ; mauve de la glycine, du colchique, iris mauves dans une matière comme du crêpe de Chine, tons délicats pour de légers parfums, ce mauve a une action bien différente de celle du violet foncé. Ce n'est pas non plus la couleur prune — avec plus de rouge que de bleu —, celle qui donne un violet plus chaud. Nous prenons ici un violet où le rouge de la terre et le bleu du ciel s'équilibrent, mais avec une prédominance du bleu en proportion variable. Il est intéressant d'aller jusqu'à ce ton des iris violet foncé qui, par le velouté de l'intérieur du pétale, donne une impression presque sombre, d'un sombre très vivant.

Le violet dont nous faisons connaissance est grave, comme retiré. Une couleur qui ne se déclare pas, mais qui fait autorité calme à l'arrière-plan. C'est peut-être ce côté retiré, intériorisé, qui l'a fait, pendant tout une époque, associer à l'idée de deuil. Une des particularités de violet est que la nuit, il paraît noir. C'est aussi une couleur qui se laisse manger par la lumière du jour : violet fane vite au soleil. Avec une nette prédominance de bleu, ce violet s'intériorise et paraît se retirer à l'arrière-plan, tout en se posant.

Dans le grand rêve éveillé bleu-violet qui va suivre, une de nos surprises a été de voir qu'une certaine force intérieure était demandée pour évoquer ce violet foncé et pour le garder tel. Une distraction, une fatigue, une complaisance... et le violet vire au mauve, perdant en même temps la sorte d'énergie nécessaire pour la situation évoquée. Avec une certaine rigueur, le violet foncé se maintient, stable et recueilli. Il y faut un peu d'entraînement.

« J'ai ressenti nettement qu'il faut approcher le violet avec respect. Il doit garder le sens du sacré. » « Il ne pardonne pas, il intervient pour remettre les choses en ordre. » « Les exigences implacables du violet. » « Violet, sûreté intérieure, sans émotion. »

Et cela me plaît de savoir par le *Dictionnaire des symboles* que la pierre violette, l'améthyste, « tire son nom du grec Ametusios qui veut dire "qui n'est pas ivre", que l'améthyste est une pierre de tempérance qui garde de toute ivresse ».

Pour faire connaissance avec ce violet foncé, en chercher des échantillons dans du papier foncé, les journaux, des tissus, des fleurs, des pierres, dans la mode et dans la nature. Se faire une gamme de violets en mélangeant soi-même les couleurs. Rapprocher violet d'autres couleurs, en particulier de blanc, de jaune, de vert émeraude, pour voir ressortir son caractère propre et celui qui vous frappe.

Après s'être familiarisé avec ce ton, yeux fermés, évoquer ce violet foncé. D'abord en gardant un modèle près de soi et en y revenant si c'est nécessaire. Puis se contenter de l'évoquer librement, *par petites touches.* Ne pas se fixer. On s'aperçoit alors qu'il faut du calme et une certaine force pour pouvoir « sortir » ce violet-là. Si l'on est distrait, pressé, fatigué, il a tendance à se diluer dans des mauves.

Une fois qu'une certaine stabilité est trouvée dans ce violet, passer délibérément à mauve, puis retour à violet et voir s'il y a une différence d'effets sur soi. Et si oui, quelle différence ?

— « Une nuit, je me suis réveillée avec un grand désir de posséder des habits violets, d'un violet profond, c'était irrésistible. Le matin, je suis partie en ville chercher ce vêtement violet, je l'aurais voulu de surcroît très doux, très moelleux. Je ne porte jamais de violet. J'ai acheté un foulard d'un bleu superbe, intense, ensuite j'ai réalisé qu'il n'était pas violet. J'ai trouvé ensuite des vêtements violets et je n'étais plus du tout angoissée. Revenue à la maison, je les ai pendus dans l'armoire, cela m'a fait du bien. Ils n'en sont jamais sortis ! Je ne comprends pas très bien ce qui s'est passé. »

— « Je ne saurai jamais si la montre en or a été retrouvée par le travail des couleurs, mais je sais qu'on peut travailler avec la couleur ! On m'avait prêté une montre en or de grande valeur avec une inscription gravée dedans. Je l'utilisais à mon lieu de travail. Je m'aperçois un jour que la montre a disparu et, en réfléchissant, je pense que la disparition est liée au passage d'un certain couple que je connaissais. La personne qui m'a prêté la montre me pressait de téléphoner à ce couple, je n'ai rien fait, je lui ai demandé d'attendre. Hier, de cinq à dix heures, j'ai travaillé avec les couleurs fortes, le violet surtout. Seulement des couleurs fortes ! Je les associais à ce couple, à qui je m'adressais, *mais en fraternité*. Quel travail ! Ce matin, notre voisin a trouvé la montre dans sa boîte aux lettres ! »

— « En me familiarisant avec violet, il arrive que je sente nettement l'une ou l'autre des deux couleurs qui le composent : parfois c'est le rouge, avec un accent mis sur feu, passion, courage, action, une énergie que je sens agir de bas en haut. Parfois c'est le bleu qui donne espace, altruisme, spiritualité et qui, pour moi, circule de haut en bas. »

Violet « a des exigences implacables », ont ressenti certains, mais à d'autres, il donne « un sentiment d'existence basique ».

Si nous retenons dans le violet ce ton plus grave, plus intériorisé, plutôt que des tons plus aimables ou plus fastueux, c'est qu'il s'est présenté de lui-même, comme une énergie nécesssaire dans un temps de chaos et de transformation où tant de gens sont éprouvés et où, collectivement, nous sommes obligés de trouver en nous des ressources profondes. Dans cette profondeur, les accents de fraîcheur, les éclats de joie ont leur place, comme aussi la gravité, mais toujours avec une note dominante d'intériorité.

LE RÊVE ÉVEILLÉ DES TROIS MONTAGNES

Un premier entraînement

Dans les rêves éveillés qui suivent, le jeu s'établit entre bleu et violet pour des effets très spécifiques.

PREMIER TEMPS :

— Vous êtes dans une plaine, un grand champ libre / devant vous, vous voyez une montagne BLEUE / toute la montagne est BLEUE.
— Vous allez sur cette montagne / sans peine, avec la liberté qu'on a en rêvant, vous vous trouvez debout sur cette montagne BLEUE. / Le sommet est large.
— Vous êtes debout sur tout ce BLEU / et vous regardez en bas.
— Prenez tout votre temps / regardez / ressentez.

DEUXIÈME TEMPS :

— Vous êtes dans une plaine, dans un endroit bien dégagé. Devant vous, là-bas, vous voyez une montagne VIOLETTE, au sommet arrondi / toute la montagne est VIOLETTE. / De quel VIOLET ?
— Vous allez sur cette montagne / vous vous trouvez sur cette montagne VIOLETTE.
— Vous marchez tranquillement sur le sommet arrondi de la montagne / vous vous asseyez / et vous regardez en bas.

TROISIÈME TEMPS (si cela vous tente) :

— La montagne devant vous apparaît BLEUE et VIOLETTE au-dessus de la plaine.
— Les deux couleurs sont-elles mélangées ? / ou chacune à une place précise ?
— Avez-vous une impression particulière en regardant de loin cette grande masse de la montagne BLEUE et VIOLETTE ?

Il n'est pas nécessaire de vivre les trois temps à la suite. Vous pouvez revenir à l'un ou à l'autre dans un court moment de disponibilité, vous entraînant à visualiser bleu et violet en volume et dans un grand espace ouvert.

NOS ÉCHANGES

— « Moi, je ne peux pas voir ces montagnes. Il ne me vient rien. Pourtant, cela m'intéresse beaucoup et je suis souvent touchée par ce que disent les autres. Je me sens si pauvre. Je me contente de dire clairement "bleu" ou "violet", de le redire. Et j'espère que, comme vous le dites, cela m'aide à ne pas me laisser décourager. »

— « Violet, ce violet, c'est l'ossature ! » Et encore : « En évoquant beaucoup le violet ou en vivant avec du violet, on arrive surtout à sentir en soi le squelette ! Ce n'est pas le squelette qui devient violet, mais l'énergie du violet qui dépouille, dénude et laisse... le squelette ! Un squelette dynamique, mais rien autour ! Vivement les roses et les rouges ! »

— « Pour moi, tout au contraire, je sens ce violet velouté descendre jusque dans le plexus solaire, mais je remarque que c'est un violet qui vient après un blanc lumineux. »

— C'est l'exigence de violet qui souvent rebute et fait reculer. « Après quatre mois de travail sur une grande tapisserie en violets, j'ai hâte de retrouver les autres couleurs. J'en ai besoin. Progressivement, avec violet, m'enfonçant dans le silence, dans la profondeur de violet, soutenue par sa force, oui, y compris la force de dépouillement, "violet vous met à votre place", mais aussi peu à peu déplumée déshabillée jusqu'à ce qu'il ne reste plus que les os ! Je n'en vois plus que la sévérité en ce moment, et même la grande musique — Bach surtout — qui me vient facilement avec violet ne suffit plus. Je commence à plonger dans une sorte de mélancolie (deuil). Temps d'en finir et de revenir au grand jeu des couleurs avec celles qui chatoient. »

RÊVE ÉVEILLÉ DU VIOLET SORTANT D'UNE IMMENSITÉ BLEUE

— Vous vous trouvez debout sur une haute colline ou sur une montagne / un sommet dégagé. / Vous vous sentez en plein ciel, bien posé sur ce sommet.
— Autour de vous, au-dessus de vous, partout, le BLEU d'un ciel pur.
— Aussi loin, aussi haut que vous voyez, BLEU partout. Derrière vous, BLEU.
— Vos pieds reposent calmement sur la terre ou sur le rocher, là, au sommet de votre colline, de votre montagne.
— BLEU aussi sur vous, comme un léger voile BLEU en écharpe autour de vos épaules / sur la nuque / au-dessus de votre tête / BLEU partout / dilatation / vaste, vaste.
— Et là, debout, tout en restant dans le BLEU, vous regardez maintenant en bas dans la plaine.
— Que voyez-vous ? / De vos hauteurs BLEUES, qu'est-ce qui vous frappe ? / Laissez se préciser le paysage, la scène, les scènes.
— En bas dans la plaine, des maisons, un village...
— Quel est l'effet sur vous ? / Que pensez-vous ? / Que sentez-vous ? / Que vous dites-vous ?
— Respirez deux ou trois fois plus profondément / étirez-vous très doucement, sans hâte, en gardant les yeux fermés / reposez-vous.

Et nous continuons :
— Vous êtes toujours sur votre colline ou sur votre montagne BLEUE. / Vous baignez dans ce BLEU, libre, / dans le vaste / et tout rempli de la profondeur BLEUE.
— Et maintenant, *vous évoquez VIOLET, VIOLET sortant de tout ce BLEU, de l'immensité BLEUE.* / Sorti de BLEU, VIOLET comme une colonne d'énergie vient

se poser là où vous êtes, un VIOLET foncé. / VIOLET sorti de BLEU et se posant là.

— ....

— Bien réveillé et attentif maintenant dans ce grand bain BLEU-VIOLET, *vous regardez en bas dans la plaine*, soigneusement, pour la découvrir.

— Que voyez-vous maintenant? / Y a-t-il un changement par rapport à votre vision BLEUE? lequel? lesquels?

— Et vous-même, que ressentez-vous à cet instant? / Faites-vous quelque chose? / Laissez se préciser les différents mouvements, ceux que vous voyez en bas / les vôtres.

— Très doucement, avec une grande délicatesse pour ne pas couper le fil et vous retrouver dans des limites étroites sans avoir rien ramené du vaste, respirez en vous étirant. / Ouvrez les yeux.

À ce point, ne pas poursuivre la lecture avant d'avoir d'abord noté ce qui vous a frappé et pris le temps de laisser se dérouler votre ressentir. Puis peut-être de voir plus clair. Ne pas se priver de la joie et de la force que donne la *découverte.*

EFFETS DU RÊVE ÉVEILLÉ

— « Bleu, c'est la profondeur. Violet, le noyau. »

— « Après tout ce violet, je dois rappeler d'autres couleurs pour me remplir un peu. »

— « Je voulais descendre de ma montagne, mais cela n'allait pas à partir d'un bleu fort. Il me fallait un gris-bleu, plus neutre, plus doux, comme fond. »

— « Mon violet voulait toujours partir vers le rouge, je peinais avec le bleu, qui était grisâtre, genre gris-bleu Swissair. »

— «Je ne peux pas mettre ensemble bleu et violet. Cela jure, c'est une contradiction. Violet, c'est pour moi une image du passé, de la pénitence, de la vieillesse, la deuxième étape du deuil, la couleur des vieilles gens et de l'entrée à l'école.»

— «Le village que je voyais à partir de bleu était triste, à partir de violet il était simplement tranquille.»

Mais ce qui frappe, c'est le changement d'attitude en passant de bleu à violet, un passage qui est celui de spectateur à acteur :

— «Avec violet le paysage s'est rapproché. Je voyais mieux les détails qui me dérangeaient. Avec bleu, je pouvais les voir sereinement.»

— «Quand je vois la peine des autres en bas, du haut de mon bleu, je la vois... et je peux aller me coucher tranquillement. Quand je la vois uniquement en violet, alors cela me regarde, me tire par la manche, me touche. C'est d'une exigence !»

— «En violet, l'idée m'est venue de descendre de la montagne pour participer. Avec cette phrase "je dois veiller sur tous", ce qui m'a paru tout naturel pendant le rêve éveillé et qui m'a révolté après. J'en ai déjà trop sur les bras. Pas *encore* ça !»

— «Avec bleu-violet, je suis descendu. Le bleu a beaucoup de force parce qu'il est vaste et va pour tous, mais il est plus fragile que violet. Je savais que, ayant violet comme soutien, je ne risquais pas, étant en bas, de perdre ma couleur bleue.»

— «Je sens aussi ce besoin de protection dans le dos qui existe quand le grand rideau descendu du ciel a bien contacté la terre et que les forces d'en bas lui ont donné stabilité et résistance. Le bleu du ciel, le rouge de la terre — au niveau de la colonne vertébrale, un violet. À quelle sorte de protection fait-il référence ? Cela me paraît en tout cas très fort, dynamique et invincible. Comme un glaive levé et en même temps une vision profonde en arrière et en avant. »

— «Je me suis rendu compte que dans le bleu je suis chez moi, spectateur, et je regarde les autres. Mais avec violet, j'ai envie de chercher les autres et je ressens fortement la solitude d'être parmi des gens indifférents. »

— « Quand je regarde en bas du haut de bleu, je vois une foule opprimée qui ne le sait pas. Avec violet vient une capacité d'action et j'ai fini par prendre deux enfants par la main et partir avec eux. »

Beaucoup ne veulent, ne peuvent pas sortir de bleu, et ont besoin de s'y tremper encore et encore. Ou alors de s'y réfugier.

Mais on ne peut pas toujours rester dans le bleu, et violet indique une suite possible. Si, sorti de bleu, violet nous amène par solidarité pour les hommes à regarder ce qui se passe sur la terre, s'il nous pousse à nous engager et demande que nous participions, il donne aussi la force et l'endurance nécessaires pour agir concrètement. Dans le bleu, on a pu connaître un sens d'unité, d'union, d'accord libre et sans limitation. Violet nous ramène par des canaux très précis à certaines situations qui demandent notre participation ponctuelle. L'intéressant, si l'on observe bien, c'est que le sens de responsabilité qui se dégage au cours du rêve éveillé est sans pression extérieure, sociale ou de morale apprise. La réponse est spontanée, c'est l'élan de faire sa part limitée et importante dans un ensemble vu clairement. (Même si cet « ensemble » n'est que ce que nous pouvons concevoir au point où nous sommes.)

Oui, violet limite, d'une limitation nécessaire. Ce serait plus juste de dire que violet met en forme une énergie qui est plus haute et plus libre que lui. Deux personnes ont dessiné, juste après le rêve éveillé, alors que nous étions encore ensemble, le violet qu'elles avaient vu : un dôme, plutôt un bulbe qui protège et surmonte un long cylindre. L'énergie libre, en haut dans le bleu, aboutit ainsi et se concrétise ici en bas. « *Dans l'infini du bleu, le défini du violet.* »

Parfois, le mouvement de participation suscité par violet s'engage à partir d'un sentiment mûr de compassion qui donne la note grave, sobre, qui nous a tous touchés quand, avec hésitation, une personne a fait part de son rêve éveillé.

Là, le violet venu du bleu passe par la terre — le rouge — où il prend ce dont il a besoin, et à qui il donne ce qui lui est nécessaire :

> «Je me trouve en haut d'un pâturage. Le pâturage descend doucement. C'est très vert, très ensoleillé. Je suis debout, les pieds assez écartés. Je suis entourée de bleu. Le ciel, le bleu porte ma nuque, partout, devant, de côté, je suis bien dans ce bleu. J'ai un net sentiment d'infini. J'ai comme une armure de bleu, qui n'est rien et qui est tout à la fois. Ce bleu va très loin. C'est naturel.
>
> «Je regarde en bas ; il y a un cortège derrière un nuage léger, passager. Un cortège de gens, beaucoup de gens, des femmes, avec des voiles. J'ai peur. Qu'est-ce que c'est ? Tant de gens qui souffrent, qui passent...
>
> «J'ai élan de descendre. Je suis bleue. Dans ma main gauche, je tiens une pierre violette, coupe diamant. Elle est lourde et ne pèse rien.
>
> « Ces gens sont des lépreux. Ils passent dans un nuage de poussière. Ils se lamen-

tent ; j'entends le bruit des claquettes. C'est lugubre et désolant...

«Je reste bleue et je vois le violet rayonner ; c'est un trésor royal... Le rayonnement violet se dégage et des bandes violettes sortent, s'enroulent, sont à disposition sur une table ; une table immatérielle... Je prends les bandes, je suis bleue, je fends le cortège.

« Le cortège s'arrête ; je distribue les bandes ; il y en a toujours à disposition ; je suis bleue et le violet sort. Les lépreux se pansent eux-mêmes, deviennent violets, couverts de bandes...

«J'ai pu accomplir, comme pour la première fois, ce qui, pour moi, est tout le cycle de la compassion. Auparavant, je n'avais jamais pu sentir le mouvement complet. Ce qui m'a touchée, c'est le fait que les lépreux se pansaient eux-mêmes. Je ne faisais rien. Ces pansements violets étaient guérison mais je n'avais pas à m'en occuper. »

VIOLET ET D'AUTRES COULEURS

Afin que violet foncé ne devienne pas un poids, un sens mal placé de responsabilité, se rappeler de le faire jouer avec Lumière, avec jaune, avec blanc.

« Après avoir enfin rendu au blanc une affaire qui me tracasse depuis des mois, j'ai retrouvé en même temps le goût du violet. »

« Une nuit est venue une torsade d'énergies violet-jaune-pourpre qui se tient, presque vingt-quatre heures, au milieu de moi, si réelle que j'ai l'impression que d'autres pourraient la voir, si tangible qu'on pourrait la sentir, avec l'impression que le corps lui-même, plus dense et moins "réel", est comme disposé autour de cette superbe torsade d'énergies. »

«J'ai des difficultés : j'ai toujours du jaune or qui vient avec le violet. »

La surprise, pour beaucoup, est de voir *l'or qui vient de lui-même*, non invité, tandis qu'on est occupé avec ce violet grave ! La profondeur silencieuse du violet, par ces éclats d'or, devient révélation de vie. On pressent une relation entre le caractère sacré d'un certain violet, l'engagement auquel il pousse, notre acquiescement, et ce jaillissement de l'or : « Dès qu'on accepte complètement ce que violet demande et qu'on s'y met, le doré peut venir. »

« Avec violet, pas moyen de se réfugier dans le ciel, ni dans la terre. Quand on dit vraiment oui, il y a de l'or qui danse. »

Il y a aussi un ralenti particulier dans l'action de violet. Mettons qu'on brûle de faire quelque chose de généreux et que l'on passe par violet, il se produit une sorte de ralenti qui, en même temps, nous met à l'épreuve. Alors, quand on a dit oui, peuvent surgir ces particules d'or ou une sorte d'éclat doré. Surgis du violet ou de notre cœur ?

Il faut, c'est vrai, une ferveur de cœur au service de quelque chose qui concerne un ensemble de gens pour bien vivre ce violet-là. Et la joie du violet, c'est précisément cet or. Pour ne pas en rester à la gravité, quand violet est trop pesant, on peut se sentir portant un ample manteau violet dont l'intérieur, la doublure, serait de fin tissu doré.

MISE EN JEU DE VIOLET FONCÉ SORTI DE BLEU

— Bleu, couleur fondamentale. L'infini, le vaste. Violet, couleur complémentaire faite du bleu (le ciel) et du rouge (la terre).

— Bleu qui donne l'élan de source. Violet qui offre une forme à cet élan. Liaison ciel-terre. Le sacré touche terre.

— Bleu fait vibrer unité, compassion, nous laissant en état méditatif. Violet, qui touche le sens du sacré, fait vibrer « solidarité agissante ». À la profondeur de l'idéal bleu, violet offre une force qui canalise, contient, limite pour une concrétisation.

— Bleu contemplation, ou refuge si l'on reste spectateur. Violet, les choses de la terre prennent du relief, un certain « grain », une forme, une couleur, une texture. On est poussé à descendre pour agir selon ce que l'on est. À ce point, on peut employer le terme « se consacrer à... »

— Violet détruit les illusions et précise la tâche. Il donne aussi la fermeté nécessaire à cette tâche.

Tentons encore de résumer ce que permet le jeu de la Lumière passant par le Bleu et par le Violet :

- Être à sa place, en serviteur inspiré (le bleu), et ferme intérieurement (le violet).
- Oser voir ce qui se passe, participer silencieusement, rester ferme, veiller.
- Si une note de compassion se précise, qu'elle puisse aller jusqu'à solidarité agissante, sans épuisement ni illusions.

Se souvenir que derrière VIOLET, souvent OR se tient caché.

CHAPITRE XIII

OÙ PLACER L'OR ?

Avec un gramme d'or,
on peut faire un fil mince comme un cheveu
pour entourer un village.

(Proverbe africain.)

Or qui roule en paillettes, or caché dans la terre, avez-vous la bague d'or ? Or en feuilles si fines qu'on les ride en soufflant à peine, or massif, étalon-or, voix d'or, cœur d'or, or qui éclabousse sur la main vaniteuse, pépites d'or... et pourtant l'or n'est pas dans l'arc-en-ciel !

Mais parlons-nous de l'or métal ou de l'or couleur ? de l'or en barres, de la couleur or, du jaune or ? du rayonnement de l'or ? de l'or caché ou de l'or étalé ? Quand vous dites ou quand vous pensez « OR », qu'est-ce qui vous vient ? Où le placez-vous spontanément ? à la banque ? dans un pré ? dans le cœur ? sur les icônes ? à votre doigt ?

Dans le jeu lumière-couleurs, la place de l'or est très nettement dans la profondeur. Quand une couleur se présente d'elle-même, avec un degré particulier de fraîcheur, de surprise, regardez bien dans la profondeur : derrière la couleur, souvent OR se tient, silencieux. Avec violet, c'est fréquent. Avec d'autres couleurs aussi, quand nous sommes détendus et que le cœur est ouvert, attentif. Faire connaissance avec or, c'est se mettre à l'écoute de cette résonance fine, qui accompagne par son rayonnement chaleureux et discret les autres couleurs. Il y a ainsi des temps fastes où or est bien présent et où les relations sont nourries et joyeuses. D'autres temps viennent où or se retire plus dans la profondeur et d'autres mouvements viennent en avant prendre sa place.

L'or caché dans la profondeur, présence sensible même lorsqu'elle est peu visible, c'est l'or du cœur. Quant à l'autre or caché dans la terre et qui attend dans le noir d'être extrait pour briller en pleine lumière, on peut sentir aussi son compagnonnage réconfortant, doux comme une autre lumière qui peut être tenue dans la main, qui éclaire et qui réchauffe. Et la seule fois où j'ai eu un lingot d'or dans la main, c'est la discrétion silencieuse de l'or qui m'a surprise. Un lingot d'or, de l'or mis en forme pour notre usage d'humains ! Pourquoi le dénaturons-nous en en faisant aussi un moyen de domination ? Je ne sens pas ce caractère dans l'or lui-même et si un qualificatif s'est imposé en touchant le lingot, c'est le mot « généreux ». L'autre aspect, bien sûr, c'est l'éclat dur de l'idole en or. Entre ces extrêmes, saurons-nous finalement trouver et pratiquer un meilleur usage de l'or ?

Bien avant le lingot, il y a eu ce petit Inca en or dans une exposition sur le Pérou. Un objet précieux où le métal, son poids, son rayonnement et la qualité de présence dans la forme dégageaient, ensemble, une forte attraction. Je regardais une vitrine de cuillères à peser de la poudre d'or quand on me fit signe, on attirait mon attention ! Quelqu'un qui me connaissait ? C'était moins aigu que le regard de quelqu'un qu'on sent dans le dos, plus global, et d'une pression forte et douce. Derrière moi, personne, et la vitrine était pleine d'objets dont aucun ne frappait à première vue. C'est en m'arrêtant et en précisant la note exacte de l'appel enregistré que je suis tombée sur le petit Inca. Un personnage de quatre centimètres, debout au haut d'une mince colonne de bois à quatre pans, haute de dix centimètres. La tête à elle seule faisait la moitié de la hauteur, une tête très adulte, prise dans la grande coiffe qui emboîte les épaules. Un personnage qui a traversé des temps et des temps et qui, debout sur sa colonne, regardant vers le bas, médite. Sa connaissance de la vie a modelé chaque détail du profil. Il porte son or avec naturel. Il ne jette pas au dehors son éclat. On sent qu'il est en or dedans et dehors. Sur son socle et sous son petit volume, il rayonne d'une plénitude humaine et il « tient » toute la pièce. J'ai peine à m'en détacher.

C'était il y a quelques années et, il est resté présent, où qu'il soit, maintenant, ce petit Inca retourné dans quelque musée péruvien où il est peut-être couché dans un tiroir. Quand je regarde de son côté, il répond, et ce qui me touche chez ce personnage en or sur sa haute colonne de bois, outre sa beauté humaine, c'est ce rayonnement patient qui paraît dire aussi : « J'ai passé par là et nous continuons. » Constance de l'or !

L'or — métal et couleur — ne laisse pas indifférent. Il attire et repousse et, au départ, certaines personnes se défendent d'entrer en relation avec l'or, en particulier celles qui l'ont senti peser dans leur famille, ou dans leur héritage. Là aussi, il est intéressant de se préciser ce qu'on attribue à l'or métal, signe de pouvoir, de sécurité, et à la couleur or.

— « J'ai vécu jusqu'à onze ans imprégnée de cette importance de l'or, d'un bijou en or qu'il faut avoir.

C'était une protection, c'est vrai que nous vivions dans un pays qui a été envahi plusieurs fois. À douze ans, ma montre en or, en même temps une consécration et une gêne vis-à-vis de ceux qui n'en avaient pas. Vague sentiment d'être un enfant gâté. Plus tard, ce côté protection, consécration sociale par l'or, m'est apparu faux et pesant. Au point que je n'aimais plus l'or pourtant si beau. Et enfin, je fais retour au précieux et à la protection de l'or, mais pour d'autres valeurs. J'ai réalisé que même *une mince pellicule d'or suffit à donner éclat, chaleur.* Par exemple, ce tableau de Poirier, cette grande feuille sur fond blanc faite à la feuille d'or mat, c'est par elle — placée où elle est — que je reçois l'éclat du soleil depuis le nord par un jour gris. Pour moi, dans l'or, il y a cette constance de l'amour. »

— « Vous nous avez demandé d'observer quand, dans une situation précise, nous faisons appel à lumière-couleurs plutôt que de rester dans une attitude passive ; je suis obligée de répondre jamais. Je crois pourtant avoir essayé avec le rouge, mais rien. Par contre, à mon insu, une couleur est venue, l'or.

« Après deux semaines de marche en Norvège, je rentre pour reprendre le travail. Nous avons marché cinq à six heures par jour sur les hauts plateaux, parfois nous traversions des champs de pierres éclatées par le chaud-froid, recouvertes de lichens qui formaient de merveilleuses taches jaune orangé ou vertes. Parfois, dans une vallée où la végétation éclatait de liberté, c'était le monde des trolls, des gnomes. Si j'avais été seule, je me serais donné le temps de sentir et de regarder les choses afin d'en garder des impressions durables. Mais nous étions en groupe, il fallait avancer. Résultat : au retour, je sens que je n'ai pas réussi à recharger mes batteries. Je sens déjà physiquement en moi l'automne et l'hiver, mon corps est fatigué, je n'ai pas eu assez de soleil et je ne sais que faire pour réchauffer mon corps.

« C'est là que l'or est venu à mon secours. J'ai sorti les quelques bijoux restés longtemps dans leur boîte et je m'en suis parée. L'or n'avait plus ce côté ostentatoire que je lui prêtais, ce côté veau d'or par lequel j'avais peur de me faire piéger. L'or est vraiment devenu rayonnement, chaleur. J'ai repris confiance en moi, mon corps s'est réchauffé. L'or est venu par nécessité urgente, mais pas manipulé par ma volonté. Peut-être en sera-t-il de même pour les autres couleurs ? »

— « Je retiens ces mots : Mettre de l'*or au niveau de la gorge* quand on a du mal à dire les paroles d'amour qui restent là, enfermées en nous. »

— « *Une dette changée en or !* C'est ce qui m'est arrivé. Je devais au dentiste une telle somme que j'étais dans l'angoisse, le traitement lui-même était très pénible. Un beau jour, un groupe d'amis a proposé de payer la dette pour moi. C'était offert avec tant de naturel dans l'amitié que j'ai fondu en larmes. La nuit suivante, je rêve qu'il y a de l'or dans l'air et qu'il n'y a qu'à tendre le bras pour en "cueillir". Et que tout le monde le sait ! »

— « Tout ce que je pouvais dire et répéter et répéter encore, silencieusement, alors que j'étais derrière mon fils assis au banc des accusés, c'était : *Je te couvre d'un manteau d'or.* Ce n'était pas or solide, mais impalpable comme de la lumière. »

UNE GAMME D'ORS EN RÊVE ÉVEILLÉ

Pour enrichir et préciser la résonance OR en nous, voici une série d'évocations qui, entre elles, forment une progression.
Dire une seule phrase méditativement. / La laisser résonner, tranquillement. / Puis passer à la suivante. / Ou rester à la même phrase tant qu'elle est encore vivante.
— a) L'OR au fond de la terre.
— b) Sur une place, au beau milieu de la ville, un lingot d'OR.
— c) Vous êtes au milieu d'un groupe important. / Vous portez un vêtement couvert d'OR. / L'OR que vous portez, que vous montrez.
— d) Vous êtes au milieu d'un groupe important. / Vous portez un vêtement doublé d'OR. / Cette fois, c'est la doublure du manteau qui est en OR. / L'OR est caché.
— e) Un foyer... l'OR dans l'intimité du cœur.
— f) Derrière le soleil, un disque d'OR.
— g) L'humanité et l'OR pur.
— Doucement, une respiration plus ample jusque dans le dos / ouvrir et allonger mains, doigts / étirer, allonger les pieds / grand étirement debout, très doucement d'abord / puis, yeux ouverts, bras étirés sur les côtés.
— ....

Pour les points très importants du manteau or (*c*) et de la doublure or (*d*), on peut, avant une démarche importante, un entretien qui nous impressionne, une invitation qui nous pèse, *se préparer en or.* Avant de partir, essayer le grand vêtement — qui peut être une cape — soit avec l'or dehors, soit avec l'or en doublure.

Dans les deux cas, prêter attention à la qualité de l'or, à sa texture, à son poids, à son propre changement d'attitude. Apprendre à reconnaître deux types d'effets :

— celui de l'or en dehors qui peut donner assurance, sens de responsabilité, éclat, et qui permet d'oser affirmer sa présence. (Jusqu'à la possibilité d'écraser les autres ou de se laisser écraser par le poids et la splendeur de l'or qu'on déploie ainsi.)

— celui de la doublure d'or qui permet de se sentir nourri intérieurement et protégé et d'être présent à sa place, comme incognito. (Jusqu'à la possibilité de se cacher tant et si bien qu'on se replie et que l'or de la doublure alors ternit.)

L'or dans la terre :

« Des objets d'art enfouis dans la terre, de l'or ancien. Beauté, densité, respect. La terre elle-même d'un beau brun foncé, lisse, meuble, fertile. »

— « J'ai reçu un jour une étoile de terre dorée avec ces mots : "Pour toi, mon or du fond de la terre." L'or, la fraternité. »

L'or dans la ville :

« Vu une banque immense, un lingot. Si seulement ce lingot pouvait être découpé ! Je le vois en un tas de petits morceaux qu'on distribue. »

Le manteau en or :

« Une place avec beaucoup de monde. Je marche avec mon manteau en or qui est lourd à porter. Je suis obligée de me tenir très droite. Je suis gênée par ce manteau, les gens s'écartent de moi et il se forme une espèce de chemin libre devant moi au fur et à mesure que j'avance. »

— « *Avec la doublure en or*, c'est la même place.

Cette fois les gens m'entourent et viennent vers moi. Communication, chaleur. Le manteau est beaucoup moins lourd à porter. »

L'or au foyer:

« Immédiatement, je vois ma mère, son cœur en or et ses mains un peu maladroites, mais si bonnes. »

Derrière le soleil, un disque d'or:

« Au moment où cette phrase a été prononcée, je ne peux rien dire car j'ai entendu un son. (Un temps de silence.) Comme un coup de gong cosmique. »

— « J'ai beaucoup réfléchi *à la différence entre jaune et or.* L'or, c'est un minerai qui vient de la terre. Jaune pas. Quand on peint sur porcelaine, il y a du noir dans l'or. L'or, c'est peut-être la lumière dans la terre et nous avons peut-être à relier la lumière d'en haut et celle qui est dans la terre, avec le noir. Ce serait ça l'âge d'or ? »

— « Mon médecin m'a dit que ce que je pouvais faire pour mon père mourant, et pour nous ses enfants, c'était d'*évoquer or et de mettre des lumières autour de lui.* Rester tous dans l'or. »

— « À Venise, le choc des chevaux de Saint-Marc au poitrail doré si largement offert ! Peu à peu, *cette valeur or s'est comme rassemblée et enfoncée en moi*, et elle réapparaît aujourd'hui sous la forme d'une pépite d'or, plutôt grande, à plusieurs facettes, et qui brille dans la nuit, non plus dans les profondeurs de la terre, mais à la surface de la terre, une terre obscure. Cette pépite d'or a sa place au centre cœur à l'intérieur du corps. Son éclat provient d'elle-même. Il est offert à tous, un rayonnement qui est comme une pulsation constante, qui ne tient pas compte des situations particulières, des moments ou des lieux. C'est là, parfois on l'oublie, parfois on l'accompagne, c'est en soi un mouvement de vie précieux auquel on s'accorde dans la tendresse. »

MISE EN JEU DE LA COULEUR OR

Dévoile pour nous la face du véritable Soleil spirituel caché par un disque de lumière d'or.

(Invocation au Soleil, Inde.)

Le peintre Johannes Itten parle du jaune doré dans la peinture comme de « *la plus grande sublimation de la matière par la puissance de la lumière* ».

Au moment de passer à cette mise en jeu, les mots ne viennent pas. Il s'établit un silence particulier dans lequel or, comme blanc, incite à aller chercher profond en soi.

Après nous avoir éblouis ou nourris, or s'échappe et retourne dans la profondeur où il veille, nous laissant juste un peu de poudre d'or sur les doigts.

Or, rayonnement caché dans la terre, dans les cœurs.

Or, racine de lumière.

CHAPITRE XIV

RÉPONDANT À BLANC : NOIR

Chaque chose, pour exister, a besoin de son contraire, sinon elle pâlit jusqu'à l'anéantissement.

C.-G. JUNG

Le noir alors, qui fait si bien ressortir l'éclat des autres couleurs serait-il leur contraire ? Quelle est sa place dans le jeu lumière-couleurs ? Avons-nous besoin du noir dans notre vie ?

C'est notre première rencontre de groupe avec noir. Chacun tient dans la main quelque chose de noir qu'il a choisi soigneusement et, debout en rond, nous hésitons à poser nos objets par terre. Tout ce noir d'un seul coup, qu'est-ce que cela va donner ? Quand tout est déposé, l'effet d'ensemble nous tire un oh ! d'étonnement. De tous ces objets noirs disparates — une corbeille tressée, un chapeau, un collier de jais, du velours, du basalte, une théière en fonte, une lithographie de Soulages, du charbon — un courant sombre, puissant se dégage, nous attirant, en même temps qu'il fait pression contre, en bas. Une énergie étonnante qui reste au sol, silencieuse et pleine. Plusieurs trouvent que cet ensemble noir produit un certain son mat, « un tambourinement », et même « un tambourinement dans un espace complètement fermé ». Noir, absence de rayonnement, force d'absorption, qui nous laisse là, debout, surpris, assez fascinés, même chez ceux qui n'aiment pas le noir. Après un moment, nous sentons le besoin de bouger, de respirer, de regarder par la fenêtre, de voir du blanc.

En retirant les quelques noirs brillants qui sont posés dans l'ensemble, l'effet que certains trouvent oppressant s'est accentué. Spontanément, une main vient poser un foulard rose-rouge au milieu de l'ensemble et on respire mieux. Nous pouvons faire connaissance maintenant avec ce noir dont il est utile de voir la nature et la place pour ne pas s'en priver, ni se laisser effrayer ou entraîner par lui. Dès le début de la rencontre avec le noir, plusieurs personnes remarquent que noir les engourdirait facilement et qu'il faut garder active la liaison avec la lumière, penser à respirer et à s'étirer pour se dégager d'une certaine peur du noir liée à l'inconnu, au menaçant, au chaos, à l'inconscient.

« De toutes ces couleurs, laquelle aimes-tu le mieux ? » demandons-nous à une petite voisine devant un tableau qui les contient à peu près toutes. Elle les montre du doigt l'une après l'autre en disant chaque fois « celle-là ». Arrivée au-dessus du noir, elle déclare : « Je les préfère toutes, mais pas ça. »

Et, justifiant ainsi son refus d'aller voir du côté du noir, une personne s'exclame : « Du reste, il n'y a pas de noir dans la nature ! » pour s'entendre dire : « Et l'énergie des volcans ? »

Lorsqu'on travaille seul avec noir, une bonne approche possible pour voir son rôle dans l'ensemble des couleurs consiste à regrouper sur une surface dégagée un jeu de foulards de soie dans les tons clairs ou vifs ou purs. / Regarder l'ensemble.

À un moment donné, ajouter à l'ensemble un ou deux foulards noirs. / Rester attentif à l'effet produit dans ce premier instant où l'on a posé le noir. / Puis les effets à plus longue échéance. (Effets qui peuvent être visuels, esthétiques, émotionnels, etc.)

Enlever maintenant le noir. / Quel effet sur l'ensemble ? / Vous aurez peut-être une surprise.

Ces observations peuvent se faire avec autre chose que des tissus, par exemple avec des papiers couleurs, mais de préférence avec des objets de même nature pour qu'il n'y ait pas, en plus, des questions de formes, de matière qui compliquent le jeu.

Si vous aimez porter du noir, vous pouvez chercher à préciser ce qu'il vous donne de particulier. / Est-ce surtout pour vous-même ? / Est-ce par rapport aux autres ? / À quoi reliez-vous ce goût du noir dans vos vêtements ?

Par vos observations et par le rêve éveillé, l'importance du noir, sa place, son rôle spécifique se préciseront, mais avec noir, plus qu'avec toute autre couleur, n'oubliez pas la source lumière. Lumière du jour. Lumière du soleil. Lumière de la lampe. Lumière intérieure. Au début surtout, *le mouvement le plus sûr part de Lumière, descend dans noir et retourne consciemment à Lumière.* Pour cette raison aussi, les deux rêves éveillés proposés mettent en jeu un noir brillant, les noirs mats étant plus délicats à manier. « *Se donner au blanc, maîtriser le noir* », voici l'attitude qui permet de se familiariser avec l'énergie nécessaire de noir sans se laisser recouvrir par elle.

L'ÉNERGIE DU CUBE NOIR

> *Ma nuit n'est pas noire, elle est bleue ! Et c'est un bleu qu'on respire. Mon four n'est pas noir, il est doré ! Et c'est un or qui se mange. La couleur que je fais réjouit l'œil, mais en outre elle est épaisse, substantielle, elle sent bon, elle est chaude, elle nourrit.*
>
> *Pierrot ou les secrets de la nuit*, « Lettre de Pierrot à Colombine » Michel TOURNIER.

Après vous être tranquillement familiarisé avec toutes sortes de noirs différents — et cela peut prendre des mois —, après avoir constaté que vous pouvez accepter la couleur et la place de noir sans vous laisser tirer en bas ou assombrir par elle, *lorsque vous commencez à sentir la force d'appui qu'est aussi noir*, le temps est peut-être venu de faire le rêve éveillé du cube noir.

Si le noir vous intéresse, mais que vous passiez par une période de fatigue, de découragement, de maladie, allez-y doucement et *par très petites touches.* Ne vous laissez pas éteindre par le noir et pensez à vous protéger tandis que vous êtes plus vulnérable. *Un peu de noir, beaucoup de lumière.* Faites appel à la lumière du soleil, de votre lampe, à la lumière dans les yeux de quelqu'un qui vous aime. Méfiez-vous des noirs charbonneux, fuligineux. Associez noir à des couleurs vivifiantes.

RÊVE ÉVEILLÉ DU CUBE NOIR

— Évoquez, voyez devant vous un cube noir brillant. / Petit, intensément brillant.
— Voyez ses arêtes définies / les parties brillantes, les parties mates / les jeux de lumière sur ce cube noir.
— Prenez-le maintenant dans le creux de la main. Vous le sentez très dense, lourd dans la main.
— Sentez-en le chaud - ou le froid / le lisse / en même temps la densité de ce petit cube noir brillant. / Le cube reste ferme dans votre main. *Il ne se déforme pas.*
— Avant de le reposer, enregistrez bien à la fois la netteté des arêtes, la densité, l'intensité du noir brillant. / Posez-le devant vous.
— Ressentez maintenant l'intérieur de votre main. / Respirez largement, étirez-vous. / Après ce temps vécu dans la vibration du noir, rappel conscient de la lumière.
N.B. : S'il vous est impossible d'évoquer ce cube noir, cherchez dans un magasin de minéraux, des cubes de pyrite pour les tenir réellement dans votre main.

NOIR POUR SE PRÉPARER À AGIR

Si vous êtes à l'aise avec ce cube noir dans la main, qu'il reste petit, dense, très net dans ses arêtes, vous pouvez y revenir et vous en servir pour vous préparer à accomplir une action nécessaire que vous avez souvent envisagée et pour laquelle, jusqu'à présent, l'énergie, la fermeté ou les moyens matériels vous ont manqué.

Si le cube a tendance à se déformer, s'il devient léger, s'il se met à fondre, s'il vous paraît beaucoup trop lourd, eh bien, ce n'est pas encore mûr et vous pourrez toujours reprendre le cube à un moment favorable.

Avec le cube noir posé sur la main (en pensée ou, si vous en avez un, concrètement), vous vous voyez en train de faire ce que vous avez à faire, pratiquement et jusque dans les détails. Reprenez plusieurs fois cette visualisation, sans vous troubler si, après cela, vous ne vous sentez toujours pas prêt à agir.

Sans effort, par le contact avec cette énergie particulière du cube noir, et parce que vous êtes sincèrement prêt à agir quand cela sera possible, vous vous préparez. Cela peut demander de s'entraîner pendant quelque temps, surtout si l'action, la décision envisagées sont importantes pour vous et pour d'autres et si vous les repoussez depuis longtemps.

Noir en effet, sous cette forme bien définie, concentrée, aide à agir pratiquement avec les données réelles telles qu'elles sont et nous fait passer des élans velléitaires, des bonnes intentions, *à l'acte fait réellement et avec les moyens possibles à ce moment-là.*

RÊVE ÉVEILLÉ DE L'ARC-EN-CIEL ET DU CUBE NOIR

Certains jours exceptionnels, après l'orage, après les grands passages de nuages poussés par les vents, vient le temps de l'arc-en-ciel. Pour mieux voir la place du noir, je vous propose un rêve éveillé à partir de l'arc-en-ciel. L'évocation de l'arc-en-ciel avec ses couleurs pures, vibrantes en fera la première partie. Les couleurs jouent librement dans leur intensité et selon un ordre qui indique la grande remise en harmonie des énergies. On est rempli d'un élan, d'un espoir nouveau en voyant ce pont de lumière qui enjambe une plaine étale ou plusieurs vallées.

PREMIÈRE PARTIE : L'ARC-EN-CIEL

— Vous évoquez un vaste paysage, une large plaine, ouverte, sur laquelle passent des jeux d'ombres et de lumières, nuages chassés par le vent.
— Vous êtes debout dans ce paysage ouvert.
— Maintenant, vous voyez, vous évoquez un arc-en-ciel. / Il se précise peu à peu / ou d'un seul coup. / Vous le suivez du regard, vous le voyez prendre forme, ce grand pont à travers la plaine.
— *Suivez sa courbe du regard,* parcourez cet arc plusieurs fois, glissez-vous sur ce pont de lumière et de couleurs.
— *Regardez avec soin les points par où l'arc-en-ciel touche le sol,* ses points d'attache, / Touche-t-il terre des deux côtés ? / d'un seul côté ?
— Y a-t-il une couleur qui vous frappe particulièrement ? / Passez lentement, soigneusement d'une couleur à l'autre.

— Pendant que vous regardez l'arc-en-ciel, il se modifie peut-être. Il change de forme, d'intensité.
— Il peut arriver que derrière ce premier arc-en-ciel, un second se dessine, moins distinct et pourtant présent. / Embrassez d'un seul regard cette plaine, le ciel avec ces deux arcs-en-ciel qui donnent une profondeur nouvelle.
— Restez ainsi longuement dans la contemplation de cette beauté. L'arc-en-ciel enjambant le paysage / le ciel et la terre accordés, reliés par l'arc-en-ciel. / Toutes les couleurs vibrent à l'unisson.

Vous pouvez arrêter là le rêve éveillé. Il est complet. Vous pouvez aussi passer à une deuxième partie qui donne à l'arc-en-ciel sa pleine intensité : la rencontre avec le noir, ce noir si important dans l'accord ciel-terre, et fortifiant ainsi peut-être votre capacité de venir à bout de ce que vous avez à faire d'important.

DEUXIÈME PARTIE : ENTRÉE EN JEU DU CUBE NOIR

— Vous vous trouvez à nouveau dans la plaine large. / Vous évoquez à nouveau l'arc-en-ciel. / Vous regardez l'arc-en-ciel. / Vous vous réaccordez à la pureté de ses couleurs / à l'amplitude du pont qu'il fait / vous le suivez dans toute sa courbe en vous attachant particulièrement au point le plus haut de la courbe / et aux deux côtés par lesquels l'arc-en-ciel a contact avec le sol / ou s'approche du sol.
— Revenez maintenant au point le plus haut de l'arc. / Partant de ce point, vous descendez avec le regard à l'aplomb juste en dessous de ce point... jusqu'au sol.
— Regardez attentivement si là, sur le sol, juste sous le plus haut de l'arc-en-ciel, vous ne voyez pas un objet... quelque chose de sombre, de noir... regardez bien.
— Voyez-vous peut-être le petit cube noir, brillant, précis, concentré ? / Si vous ne voyez rien, pouvez-vous

chercher, pouvez-vous trouver dans ce paysage où vous êtes en ce moment un petit objet noir ? / Et le déposer sous l'arc-en-ciel ?
—Reculez de quelques pas et, du regard, passez du sommet de l'arc-en-ciel à l'objet noir / et retour au point le plus haut / *faites plusieurs fois ce passage ciel-terre, terre-ciel. / Établissez cette liaison.*
— Regardez maintenant l'ensemble : à la fois le grand jeu des couleurs de l'arc-en-ciel déployé dans le vaste / tout le paysage / et, sur le sol, exactement sous le point le plus haut de l'arc-en-ciel, l'objet noir que vous y avez vu ou déposé / le cube noir, net, défini, bien posé là.
— Laissez s'établir en vous cet échange de courants entre le haut et le bas, entre le vaste et le précis, entre l'arc-en-ciel et le cube ou l'objet noirs.
— Doucement, inspirez, expirez / étirez-vous. / Laissez se dérouler en vous les mouvements de retour à la conscience quotidienne, à la vie quotidienne, à ce qui vous attend. Ouvrez les yeux.

Si vous refaites ce rêve éveillé dans un temps où vous vous sentez très libre — par exemple après un grand moment dans la nature, avec la musique, dans une joie de l'amour — vous pouvez vous sentir vous-même de la taille de l'arc-en-ciel, avec le point noir au milieu de vous, calme et ferme.

Pour ce rêve éveillé en deux parties, voici les points importants :

- Si le cube s'est déformé, ou si, n'ayant pas vu de cube, vous avez mis sous l'arc-en-ciel un objet noir et que celui-ci soit devenu inconsistant, grisaille, flou, prenez patience. Attendez une aute occasion, un autre temps. De même, si l'arc-en-ciel est pâlot, à peine ébauché entre les nuages. L'art de s'enrichir par la couleur est pour beaucoup l'art de savoir reconnaître le bon moment pour chaque chose.

• Il est très possible qu'on ne « voie » pas l'arc-en-ciel en rêve éveillé et pourtant qu'on sente quelque chose de sa présence. Ces effets par résonance peuvent être plus ou moins précis, parfois à peine perceptibles, mais si, à ce moment, on vous mettait devant un fort noir, le contraste vous ferait mieux réaliser que vous avez été, en quelque sorte, dans un bain d'arc-en-ciel. Même si le bain est dilué ! Vous vous êtes tourné vers l'arc-en-ciel et son énergie dans laquelle ciel et terre font alliance. Vous acceptez qu'après l'orage, un temps nouveau, plus clément, s'annonce. Cela aussi, c'est faire connaissance avec l'arc-en-ciel.

LES ÉCHANGES

En groupe, nous avons précisé la taille du cube qui nous convenait et la distance — variable — à laquelle chacun pouvait le supporter. Parce que c'est un peu comme un animal sauvage ! Il faut l'apprivoiser ! Quelqu'un a constaté que pour lui les énergies du cube avaient à faire avec tout le bassin et avec le *hara* [1]. D'autres sont restés avec un cube imaginaire.

— « J'ai dû travailler avec un cube réel parce que l'imagination ne suffisait pas. En particulier, le mien restait trop petit, trop léger. J'avais peine à ressentir la densité. »

— « Évoquer l'arc-en-ciel, c'est assez difficile au début. Il se forme petit à petit mais les couleurs sont ternes. Au-dessus de ma tête, les couches se séparent et vont dans tous les sens, un peu comme un feu d'arti-

1. Mot japonais pour désigner un centre de gravité dans le bassin.

fice. Au moment de mettre un objet noir sous l'arc-en-ciel, instantanément, je vois un cube d'une grosseur de dix centimètres sur dix. Ses lignes sont parfaites, les angles bien droits. La couleur noire du cube est pure, chaude, parlante, son aspect satiné. Les couches de l'arc-en-ciel se rejoignent et forment maintenant une bande lumineuse, éclatante. Je distingue clairement le début et la fin de l'arc-en-ciel. À un certain moment, les couleurs deviennent si lumineuses et intenses que je crains qu'elles brûlent mon cube, alors je l'enlève. À la place, j'y mets un tabouret noir, l'effet n'est plus le même. Les couleurs sont moins violentes. Je n'arrive pas à remettre mon cube.

« Et puis j'ai essayé d'amener l'arc-en-ciel dans la salle où nous travaillons. Il n'est plus aussi lumineux. Et le cube, parfait à l'extérieur, n'a plus sa couleur parlante et chaude quand je le prends dans la main. »

— « Pas moyen que le cube reste cube noir ! Il se déforme et s'affaisse. Par contre, j'ai essayé avec un beau caillou rond, noir, et j'ai pu le poser juste sous l'arc-en-ciel. En reculant, j'ai éprouvé un grand contentement de voir ce caillou posé là. »

— « Il me semble que si le cube noir — et la couleur noire — sont une sorte de point d'ancrage dans la terre, on pourrait aussi avoir un point d'ancrage dans le ciel. L'arc-en-ciel, quand il repose sur la terre des deux côtés, est-ce qu'il m'ancre en plein ciel ? »

— « Je me suis exercé dans des classes qui ne sont pas faciles à m'accorder au cube noir. C'est une aide pour rester bien là. »

— « Incroyable, le nombre de fois que j'ai envie, sous une forme plus ou moins cachée, plus ou moins consciente, d'échapper à la réalité du cube ! Mais quelle source de force aussi : avec le cube noir, je trouve celle de défendre mon espace vital. »

— « Mon fils est en prison. J'ai rêvé d'un petit mouton au milieu d'un pré, sans couleurs, le mouton était nacré, irisé, les tons de l'arc-en-ciel, mais d'une délicatesse inimaginable. Sous lui jaillissait une source qui l'inondait, source gris-bleuté, opaline. Je me suis inquiété de le savoir mouillé, détrempé, ce qui n'altérait en rien son aspect nacré. Je ne sais pas qui m'a répondu qu'il devait être mouillé. Son amie est venue vers lui et ils ont couru dans le pré qui est devenu vert. »

SE DÉGAGER DE NOIR

« Il n'est pas difficile d'entrer dans le noir, mais pour en sortir, pour ne pas rester pris dedans, que c'est pénible ! »

Pour un enfant, il est plus facile de jouer à se faire peur au grand jour que de se rassurer une fois seul dans son lit. Quand nous avons travaillé avec noir, nous avons bien vu qu'il est difficile de se dégager de noir, disons plutôt de l'aspect négatif de noir, et pourtant, nous l'avions abordé de plein gré ! Quelques personnes ont particulièrement travaillé ce dégagement du noir.

« Le noir nous tient et finit par nous obséder. Il a un mouvement centripète qui continue à nous attirer toujours plus bas. Cela fatigue, et c'est d'autant plus marqué lorsqu'on est fatigué. »

Comme le prisonnier enfermé dans sa cellule, nous nous trouvons démunis de nos moyens. Il y en a pourtant, en voici quelques-uns :

— demander et accepter le soutien des autres. Avoir l'humilité de reconnaître qu'on a besoin d'aide.

— évoquer du vert d'eau pour se rafraîchir.

— mettre de l'espace, prendre une distance, absolument nécessaire. Effets de ce dégagement du noir : légèreté retrouvée, respiration à l'aise, côtés étriqués complètement fondus. Un ouf! global. Soulagement, allégement joyeux.

— dire fermement « non » au noir quand il se présente. Faire appel à la lumière.

— jouer avec les petits foulards en prenant les forts contrastes qui font jaillir la lumière.

— vivre la messe de la Résurrection qui commence dans l'église toute sombre. Le cierge qui servira à toutes les cérémonies de l'année y est allumé et chacun allume sa bougie à ce cierge.

Le dégagement a donné le recul nécessaire pour comprendre noir différemment. Pour que le noir reste à sa place, structure de base, force de concrétisation et ne nous englue pas de nouveau, nous savons maintenant que cela demande vigilance, attention, appel aux forces de lumière et énergie. Ayant compris cela, nous ressentons mieux la nécessité d'accompagner ceux qui broient du noir, qui manquent de moyens de dégagement. Même une petite suggestion — accompagnée de l'intérieur — peut être utile.

NOIR ET AUTRES COULEURS

— Lorsqu'on se familiarise avec noir, un de ses effets de fond : mettre en valeur les autres couleurs, leur servir de soutien.

— On pourrait dire que toutes les couleurs jouent et travaillent entre blanc et noir, entre lumière et ombre, et ayant besoin de l'un comme de l'autre. Partir dans le blanc sans que le contrepoids du noir, de l'ombre, ait été assimilé, c'est le risque de perdre tout point de repère, tout volume, et de se dissoudre dans un vaste flou. Partir dans le noir sans être ancré dans le blanc-lumière, c'est le danger d'être englouti par les monstres, pris dans les énergies primitives chaotiques.

Entre blanc brillant et noir brillant qui se répondent s'étend un champ vibratoire où nous apprenons à nous tenir. « *Mettre le noir à sa place : sous le blanc.* »

Là où nous pouvons accepter ce jeu blanc-noir, il y a un côté très vivifiant qui permet d'être libre. Un jour, un ami américain joue à la guitare un air particulièrement nostalgique. Nous lui demandons pourquoi il ne nous l'a jamais joué jusque-là. « C'est le chant qu'on chantera à mon enterrement. Et il y aura aussi une surprise, un chant qui fera rire Marguerite (sa femme). C'est très important que ce jour-là elle puisse rire aussi. »

— « Noir dans les bons jours m'amène à or. Pas de résurrection sans passage au tombeau. Pas de soleil qui ne sorte de la nuit. Et le fil d'or qui nous guide mystérieusement se fraie un chemin à travers le noir de notre ignorance, de nos doutes. Le noir lui-même étant un tissu vivant, pas le néant, parfois parsemé d'étoiles, le noir ou le gris sombre de nos énergies concentrées. »

MISE EN JEU DE NOIR

C'est l'action réciproque de la lumière et de l'obscurité qui produit la couleur.

Plus forte est la lumière, plus sombre doit être le support.

G. OHSAWA

• Profondeur du noir : force cachée. Attirance et peur.

• Le noir a besoin de se poser. Il est un point de repère nous donnant conscience de la terre. Noir, placé juste dans la lumière sous l'arc-en-ciel dégage une énergie qui permet d'affronter certaines luttes de la vie quotidienne. Noir précise ce qui, en nous, se dérobe et cherche à se réfugier dans les illusions.

• Noir est double : vivant, il est comme tourné vers la lumière pour une fécondation. Inerte, il est comme attiré par l'obscurité pour une destruction, c'est le noir que nous associons au chaos primitif, à l'inconscient, à l'ignorance, aux monstres cachés, à ce qui fait peur et attire à la fois.

• Notre recul devant noir est aussi lié à ce côté du noir qui définit, délimite, précise sans concessions (« C'est écrit noir sur blanc. »). Il représente aussi ce que nous ne pouvons pas effacer d'un coup de baguette magique : les contraintes matérielles, personnelles ou collectives, les données de l'époque, nos conditionnements.

• Pourtant, reconnu et contenu, comme dans le cube, mis à sa place, *le noir donne une énergie de base nécessaire pour agir avec ce qui est.* Il permet une action ferme, précise, une conduite sans illusions qui sait tenir compte des données en jeu et supporter des contraintes.

• Mettre le noir au jour, qu'il se fasse voir et exprime *sa* propre lumière cachée. Le diamant noir est noir, mais pourtant transparent.

• Reconnaître le noir en soi. Passage obligé par l'humilité, école de tolérance.

• Noir, c'est aussi ce qui est durci en soi, qui ne veut pas lâcher, pas se rendre. « Tout au long des notes que j'ai prises cet hiver sur le carnet de mes rencontres avec noir, je suis accompagnée par un merle noir qui est souvent venu se poser sur la neige, alors que celle-ci était haute et scintillante. J'écoutais le chant du noir avec le désir d'offrir aussi mon noir. »

• *Rappel*: ne vous laissez pas entraîner par noir en période de fatigue, de surmenage, de découragement. Faites appel à un jeu de couleurs vivifiantes qui donne de la vie, même malgré vous ; regardez jouer la lumière sur un jaune pur, sur un rose délicat, sur un bleu intense.

Quand faire appel à noir ?

— Évoquer un noir très noir, sans reflets, pour reposer, fortifier sa vision comme lorsqu'on fait l'exercice du *palming* où l'on visualise un point aussi noir que possible. On peut poser ensuite un regard plus clair, plus ferme, sur ce qui nous entoure ;

— peut-être lorsqu'on se croit trop blanc. En tout cas, en jeu combiné avec blanc pour se connaître et ne pas entretenir l'illusion que c'est toujours l'autre qui a tort ;

— pour reconnaître ce qui est, une situation donnée avec ses ombres et ses lumières ;

— *pour faire chanter toutes les couleurs*;

— pour préparer une action ferme, précise ;

— pour être plus endurant, que le support soit solide et stable ;

— pour trouver une position plus mûre par rapport à la souffrance, la sienne, celle des autres ;

— pour devenir plus mûr, si une des clés de la maturité consiste à reconnaître que blanc et noir jouent ensemble, et que la nuit même peut scintiller.

CHAPITRE XV

CE QUI EST ENTRE LA POMME ET L'ASSIETTE OU LES COULEURS DE PASSAGE

Ce qui est entre la pomme et l'assiette se peint aussi
et il est tout aussi difficile de peindre l'entre-deux.

Georges BRAQUE

Que peut-il bien y avoir de difficile à peindre entre la pomme et l'assiette ? Et pour nous qui ne sommes pas peintres, comment voyons-nous cet « entre-deux » ? Si je remplace la pomme par moi-même et l'assiette par un ami, que j'imagine la rencontre... Comme vous, je vis des rencontres réussies ou ratées pour des riens apparemment — peut-être cet entre-deux, justement — une table qui n'avait pas la forme qu'il fallait, la couleur d'un tapis, une mauvaise ou une bonne lumière, sans parler des émotions qui remplissent l'espace, tous ces éléments entre nous et autour de nous, qui jouent leur rôle dans la situation d'ensemble et auxquels nous n'accordons pas grande attention. L'entre-deux, ce terrain commun, ce climat, est souvent assuré par les couleurs de passage, le gris, le beige, le rose aussi. Après les couleurs déclarées, celles que nous avons déjà intégrées dans notre gamme, prenons ces demis, ces quarts de tons que permettent les couleurs de passage, importantes dans le jeu d'ensemble. Subtiles, nuancées, elles ont leur caractère défini ; il ne s'agit pas de grisâtre, de beigeasse ou de rose bonbon. Ce qu'elles offrent de particulier, c'est un champ ouvert, plane, sans accident, modulé finement, une sorte de tapis déroulé qui permet aux autres couleurs de vibrer clairement. On dit souvent des couleurs de passage qu'elles mettent en valeur, par contraste, les autres couleurs. Comme le noir, alors ? Pas réellement, puisque le noir pousse les couleurs à se déclarer, tandis que le gris, le beige, le rose, leur *permettent* de se déclarer, les incitent à se déclarer en leur offrant un espace ouvert, libre, finement modulé, sans pression aucune. Par les vibrations subtiles dont elles soutiennent l'ensemble, elles ont leur rôle actif et, lorsqu'on commence à les sentir, à les goûter, quelle source de délices, quelle fine nourriture !

Parlant des infimes différences dans la couleur de fond d'une pièce à l'autre, dans la demeure japonaise, Tanizaki Junichiro le précise : « Ce ne sera pas une différence de teinte, mais plutôt une variation d'intensité, à peine plus qu'un changement d'humeur chez celui qui la regarde » (*Éloge de l'ombre*).

« L'aurore aux doigts de rose »... c'était le début d'un poème qui nous paraissait bien démodé ! Et pourtant, quand on se laisse toucher par la délicatesse de l'aube, ces doigts de rose éveillent des échos !

L'aube... d'abord une sorte de vide frais, pur, qui se creuse là où va sortir le soleil, puis un temps suspendu — la sensation de froid augmente, le ciel blanchit encore, attente — puis une première irisation, à peine un rose, un doré, du gris-bleuté, délicats, transparents. « Silence et vibration si particuliers de l'aube, messagers d'un autre monde qui me saisissent. La terre où je suis se tient dans les gris-bleus argentés. Le ciel réveille la terre avec tant de précautions ! La tendresse de l'aurore touche l'horizon et, jaune, annonce la joie de la lumière. » (Une voyageuse attentive sur le mont Moïse dans le Sinaï, une nuit de septembre, après deux heures de montée fatigante.) « Se laisser toucher par ces tons infiniment délicats et renaître avec l'aube, jusqu'à la plénitude du soleil qui, maintenant, nous éclaire et nous réchauffe. »

C'est en plein air que gris, beige et rose — souvent jugés inintéressants dans nos vêtements, nos meubles, nos murs — montrent leur richesse : les gris d'un mur ou d'un toit d'ardoise, ceux d'une plage de galets, et même les masses de nuages en cavale, par mer démontée, qui réjouissent tout particulièrement mon amie bretonne et lui font décrocher son ciré jaune, et en route pour la fête des gris le long des grèves !

En plein air, tous les gris chantent, il n'y en a jamais trop, ni trop de beige dans le désert. C'est même un apaisement profond de parcourir ces étendues beiges, dites monotones par ceux qui ne les ont pas bien regardées, où, dans la lumière nette, le plus petit accent rose, ocre ou violet vibre et nous remplit de joie.

C'est alors qu'on se met à ramasser des cailloux, du sable, des écorces pour ramener sous notre ciel quotidien quelque chose de cette fête des trésors découverts.

LE GRIS, LE BEIGE ET LE ROSE

Une couleur n'est valable que par son accord avec la voisine.

Ce qui compte dans la couleur, ce sont les rapports.

Un ton seul n'est qu'une couleur,
deux tons, c'est un accord, c'est la vie.

Henri MATISSE

Avec les trois mots que Matisse rapproche ici, « rapport », « accord » et « vie », on a dit l'essentiel du rôle des couleurs de passage parmi lesquelles nous retenons ici le gris, le beige, le rose aussi. Rappelons qu'une couleur ne joue jamais seule, ce qu'on oublie souvent lorsqu'on passe à la pratique et qu'on se fixe sur une couleur, à l'exclusion des autres et des accords qu'elle fait avec les autres. Si nous avons jusque-là pris couleur par couleur, en solo, c'est pour préciser notre gamme de base, mais maintenant, place aux accords !

Que les accords se passent entre deux couleurs subtiles, entre deux couleurs fortes, ou dans le jeu du fort et du subtil ensemble, comment s'y retrouver dans tant de richesses ?

La manière directe qui consiste à peindre soi-même les couleurs qu'on va rapprocher, à les regarder pendant quelque temps pour sentir leurs accords, leurs désaccords, est la meilleure. On s'aperçoit que certains accords nous frappent par *une qualité de vie* qui se dégage d'eux. Même lorsqu'ils ne nous plaisent pas particulièrement, il se produit par eux un effet dynamique, une stimulation que nous recevons comme de l'extérieur.

D'autres fois, les accords ou désaccords nous frappent par *une qualité de présence*, difficilement définissable peut-être, qui nous arrête, nous retient. Elle touche en nous quelque chose qui ne s'est peut-être pas encore manifesté clairement, qui répond par résonance intérieure.

Par une voie ou par une autre, nous nous entraînons à manifester nous-même, à faire passer dans notre vécu tout à fait quotidien quelque chose de cette qualité de vie, de cette qualité de présence *que nous avons entrevues ou reconnues dans l'accord couleurs parce qu'elles sont présentes en nous.*

Gris, beige et rose. Ces trois couleurs ont de fortes vertus cachées qui leur permettent de vibrer à l'unisson sans se diluer, sans s'opposer. Faire ici l'éloge des couleurs de passage, ce n'est pas les vanter parce qu'« elles ne sont pas salissantes » ou parce qu'« elles vont avec tout ». C'est peut-être un point en leur faveur, mais ces remarques s'appliquent généralement à des tons ennuyeux, sans vie propre. Au lieu des gris perle, des gris tourterelle, des gris de fer, d'ardoise, des gris-noirs intenses, on arrive aux grisâtres. Au lieu d'un beige lumineux, on se perd dans un vague beigeasse, et rose tourne au rose layette. Il est vrai qu'avec la fatigue, la paresse, notre fond de négativité, gris devient facilement morne, collant ; beige perd son accent et fait l'indécis ; et la tendresse du rose, sans sa netteté et sa liberté, est gênante.

Avez-vous en ce moment des exemples de gris qui ont du caractère, de l'éclat ? de beiges qui donnent une modulation douce et subtile, intéressante ? de roses qui soient à la fois tendres et fermes ? Pouvez-vous évoquer l'une des ces couleurs ? Et si vous vous trouvez démuni, cherchez des objets, des reproductions, des paysages, des vêtements qui mettent en route votre intérêt pour ces valeurs de passage, et avant tout, peignez, dessinez, faites des échantillons de couleur. Vous y prendrez goût !

UN RÊVE ÉVEILLÉ AVEC GRIS

Préparation: un rêve à entraîner après avoir mis d'abord votre attention sur le soleil ou sur la lumière, si vous vous laissez facilement gagner par un gris terne.

— Plusieurs respirations amples, étirements, détente.
— Évoquez d'abord un gris sans vie, terne / collant / sombre. / Un gris qui brouille et défait les reliefs, les formes.
— S'il ne vous est pas possible d'évoquer ce gris-là, pensez à une situation que vous avez vécue ou que vous vivez où vous vous êtes senti sombre, embrouillé, terne, entravé.

— Si possible, précisez bien en vous cette impression d'être pris dans du gris, d'être recouvert par une grisaille / peut-être de vous sentir entraîné par elle.
— Et maintenant, dans le gris tel qu'il était, évoquez un point clair, brillant. / Des reflets commencent à apparaître dans le gris.
— Précisez *le point clair qui devient point de lumière.* / Un rayon de lumière frappe ce gris et lui donne vie. / Tout le gris est mis en mouvement sous la touche de lumière.
— *La lumière gagne sur le premier gris qui se transforme.* / Il change. / Le gris s'anime... s'irise... / Un tout autre gris apparaît.
— Un gris vivant se précise. / Et vous-même? / Comment ressentez-vous le passage du premier gris au second? /S'est-il fait ou êtes-vous resté pris par le premier gris? /
— Si un changement s'est fait, où le ressentez-vous? / visuellement? / dans votre tonus? / dans le corps? / dans la tête? / dans vos pensées et vos projets? /

— S'il vous a été très difficile ou impossible pour cette fois de rendre votre gris plus vivant, plus brillant, vous pouvez — pour préparer le chemin — vous redire parfois « gris va vers la lumière ».

«Je me suis vue dans une caverne. Grise, un peu pierre ponce, et très sèche. Il y avait des stalactites et des stalagmites. Le parterre, gris, très bien balayé. C'était nu et rempli, rempli par ce gris. Je me trouvais au milieu, seule à genoux par terre, en train de regarder un point lumineux, très petit mais très vif. Après c'était fini, j'ai commencé malheureusement à raisonner. Quand je me remets dans le gris, il me donne une grande paix, une paix active. C'est peut-être la paix de Noël. Un aspect pas connu de moi, ou plutôt pas reconnu. Une joie faite de poussière de parcelles de lumière, de grises lumières si légères et gaies qu'elles vont droit au cœur. »

MISE EN JEU DES COULEURS DE PASSAGE

Le gris vivant au centre de notre sphère des couleurs

Associé à gris, le mot de paix dans le commentaire ci-dessus ramène à l'attention le fait que dans la génétique des couleurs, c'est paraît-il le gris qui est perçu par nous en premier lieu et que c'est le gris qui reste au centre de notre sphère des couleurs. Le nouveau-né vit dans le gris. Ce serait donc notre premier bain de couleur.

Il semble important de faire sa paix avec gris, autrement dit de ne pas nous laisser recouvrir par lui lorsqu'il nous entraîne dans la grisaille, mais de reconnaître en lui cette couleur de passage qui, par douze degrés précis — ou davantage — d'une grande subtilité, nous fait monter ou descendre l'échelle qui mène du noir au blanc, permettant ainsi que nous nous repérions dans nos parcours entre obscurité et lumière.

Gris *avant* les autres couleurs. Gris sourd ou lumineux qui, dans son intensité, fait monter vers la lumière des tons tirés de l'obscurité de la terre, de ses fortes structures. Celui qui sent vibrer dans le gris les couleurs de la planète et qui se trouve grâce au gris en accord stable avec elle peut s'en aller en chantonnant sous la pluie.

Le beige, terre d'accueil

Ce brun très clair jusqu'à ce que l'on appelle coquille d'œuf, toujours avec une note « terre », terre meuble, riche, fertile. Je vois beige comme couverture, tapis d'accueil, terrain maternel de rencontre.

Associé à « terre », à « nourriture » — mais vos associations sont peut-être très différentes —, beige touche le corps pour qui il paraît être substance de base, une substance déjà triée, allégée, assimilable, comme nous l'avons vu quelquefois en accompagnant des malades. Pour eux, c'est un certain beige qui s'imposait. Au début, nous nous étonnions que pendant des jours, beige seul s'associât spontanément à la personne malade. Un beige parfois très pâle, parfois animé d'un rose délicat, jamais monotone, et la personne éprouvée pouvait s'en nourrir et même parfois s'étendre dessus !

Rappelons que pour ces « accompagnements », quand la personne n'a rien demandé, mais qu'on se sent prêt à faire quelque chose, nous lui en parlons chaque fois que c'est possible.

Est-elle d'accord ? De quoi s'agit-il ? Cela correspond-il à quelque chose pour elle ? A-t-elle une gêne, une réticence à ce sujet ? Bref, nous nous préparons ensemble et voyons ce qu'elle peut faire, elle, car c'est un travail d'ensemble et il importe que la personne malade ou éprouvée puisse y participer à sa manière. Souvent, cela consiste simplement, pour elle, à s'ouvrir avec sincérité à la possibilité d'un accompagnement d'appui.

Avec rose, prendre soin de la vie

Nu, tendre, désarmé, vulnérable et qui, par-là même, fait appel à la délicatesse, à la tendresse, au respect qui permettent une intimité, rose, lorsqu'on prend le temps de l'accueillir, lorsqu'on ose le laisser jouer en soi et dans les relations avec les autres, c'est un peu le paradis retrouvé.

Nous connaissons à peine rose qui va de l'ineffable à ces roses indiens soutenus très particuliers. « Quand on associe ce rose à l'Inde, jusqu'aux Himalayas et à ses femmes, on lui trouve une note d'endurance inattendue pour rose, mais pas pour ce rose-là qui en a vu d'autres et chaque fois a émergé, renouvelé dans le blanc. Ce rose plus soutenu est une force particulière, car non seulement il relie l'individu à l'univers, mais ce qu'il a reçu du rouge lui donne une tonicité pour s'affirmer dans la fragilité. Il s'imprègne du courant force-amour du rouge et s'exprime en une multiplicité de nuances qui n'ont pas de durée. Sa force d'évidence est là transitoirement, il s'offre dans sa fragilité dans le moment présent. Il oblige à l'attention subtile et délicate des premiers mouvements de vie, secrets et précieux.

« Le rose des pétales des arbres fruitiers (fleurs de pêchers, cerisiers du Japon et jusqu'aux fleurs de pommiers) a une texture floconneuse, celle qui va avec les constituants de la vie. Si la première peau était de Lumière, la deuxième était de ce rose pâle, floconneux, nourrissant. C'est le rose de la vie qui naît en tant qu'enveloppe, chair, étoffe. »

Rose, beige, gris, ou le pouvoir du doux, du subtil, qui, sans effraction, pénètre partout, reliant ce qui était séparé.

CHAPITRE XVI

LES DEUX SOUPES

Il y avait deux ans déjà de travail en commun avec les couleurs quand s'est présenté le rêve baptisé par la suite « rêve des deux soupes », bien qu'il n'en offrît qu'une. Un rêve clair pour les autres et, pour moi, sibyllin :

> « Je me tiens debout dans une cuisine, la louche à la main devant une haute marmite pleine d'une soupe moelleuse et qui sent bon. Il y en a une pleine marmite, la soupe s'est faite sans peine, elle est prête à servir. Et là... pour la servir, quel effort ! J'arrive à remplir deux assiettes. Voilà qui est fait, mais plusieurs personnes attablées derrière moi se lèvent et tendent une assiette vide :
> — Tu n'en as rempli que deux.
> Je suis stupéfaite ! Tant de travail pour remplir deux assiettes ! J'ai toujours la louche à la main, mais l'effort de servir est vraiment trop grand, je ne peux même pas faire le geste de puiser. Pourtant la soupe s'est faite toute seule. Le nombre des assiettes, le poids de la louche, l'illusion que j'avais servi tout le monde, l'effort à fournir... de quoi peut-il bien s'agir ? »

J'attends plusieurs jours que le sens du rêve se précise et je finis par en parler à une amie. Pour elle, « dès qu'il y a plus de deux personnes, c'est un groupe et dans un groupe, ce n'est pas la même personne qui devrait faire la soupe et la servir ».

C'est un premier point, mais il n'y a pas que cela. Qu'en dirait un des groupes de travail ? Pour indiquer quelque chose de la tonalité du rêve, de l'atmosphère de la cuisine, je trouve une carte assez éloquente : un coin d'évier provençal, vieille mode. Couleurs dominantes : les carreaux et les rideaux en rouge-orangé, un grand arrosoir bleu-vert, de la vaisselle qui sèche sur un rayon, une serpillière-rideau soigneusement rapiécée et un beau linge bleu-vert. Ce n'est pas la cuisine du rêve, mais c'est un certain côté d'accueil campagnard au marcheur, au travailleur. Les couleurs de la carte, elles, évoquent bien l'odeur et la consistance de la soupe du rêve.

Nous regardons la carte, nous parlons du rêve, rien de décisif, mais nous sommes d'accord sur un point important : nous nous sentons tous bien nourris par la soupe-couleurs et chacun peut, ou pourrait, se servir lui-même de cette soupe d'abondance.

Mais ce n'est pas fini. Quelques jours après, je tire d'une enveloppe la très belle carte que vous connaissez sans doute : fond bleu nuit sur sol d'or, deux colombes sur le bord d'une vasque remplie d'eau bleue. L'une boit, l'autre, vigilante, regarde derrière elle. Intensité et pureté des couleurs tenues fermement par l'assemblage des cubes de mosaïque, c'est un détail du mausolée de Galla Placidia à Ravenne. En accompagnement, ces mots : « Cette carte parce qu'elle me fait penser à notre soupe. Je suis si contente d'avoir la chance de la goûter. »

La bonne soupe épaisse du rêve et la soupe pure qui désaltère ! Quel écart, entre ces images, et aussi comme elles se complètent ! Les larmes me viennent aux yeux. Cette soupe de Ravenne m'intimide et, d'un seul coup, le sens du rêve m'apparaît clairement : la soupe bleu et or, elle, ne se tarit pas, elle se renouvelle d'elle-même, il n'y a qu'à puiser. Tout est donné de ce qui nous régénère. La soupe quotidienne, elle, épaisse et parfumée, c'est à nous de la faire, de la renouveler, et nous avons besoin des deux. Pour l'une et pour l'autre, c'est à celui qui en a envie de se servir lui-même !

COULEURS DITES « SUBSTANTIELLES », COULEURS DITES « PURES »

Nous regardons ensemble les deux cartes, les deux soupes, si différentes, la moelleuse et la transparente :

« Pour la première, il nous faut nos mains. Pour la seconde, on n'en a pas besoin. »

« S'il n'y avait que la deuxième, on s'envolerait ! »

« C'est Marthe et Marie. »

« Dans la première, on est ensemble, c'est confortable. Dans la seconde, on communie. »

Nous essayons de nous préciser par ressentir intérieur le goût de la première, celui de la seconde. Par où passent-elles ?

« Avec la première, je fais "mmm" et je me frotte l'estomac de satisfaction. Avec la deuxième, cela descend de la tête le long de la colonne vertébrale. »

Nous en arrivons à parler, pour la première, *de couleurs substantielles* et pour la seconde, *de couleurs pures.* Que voulons-nous dire par là ? Quelle différence entre couleurs substantielles et couleurs pures ? Sont-elles opposées ? complémentaires ? s'excluent-elles ?

Vous aussi, ne chercheriez-vous pas parmi vos documents — et les cartes postales vont très bien puisque nous avons la chance, aujourd'hui, que les trésors de la nature et des musées tiennent aussi dans nos tiroirs — des paires de cartes qui vous semblent illustrer ces deux pôles : ce que vous voyez ou ce que vous sentez, même confusément, quand vous dites « couleur substantielle », d'une part, et « couleur pure », d'autre part ?

Précisons encore un ou deux points :

— Nous convenons de nommer certaines couleurs « substantielles » ou « pures » pour préciser en nous les différences de ressentir, d'effets produits par ces couleurs. (Différences d'intensité, de durée, de points touchés par la vibration, d'émotions, d'utilisation, etc.) C'est une simple convention pour y voir plus clair, vous trouverez peut-être des termes qui vous conviennent mieux.

— *À quoi cela sert-il ?*

- à « provoquer » notre attention ;
- à ouvrir le champ que nous explorons ;
- à élargir notre gamme de couleurs au lieu de nous cantonner dans le connu ;
- *à entraîner le ressentir-couleurs, à l'éduquer jusqu'à ce que nous puissions en devenir conscients.*

— De là, notre « réponse » à une certaine qualité de la couleur. Et lorsque la couleur est vivante pour nous, *on peut parler de son courant, puisqu'on la perçoit alors réellement comme un courant (de vie).*

— « Substantielle, est-ce mieux que pure ? » Bien sûr que non ! Pas de hiérarchie, mais des points de repère qui aident à préciser ce que je reçois de telle couleur et permettent que je la vibre éventuellement en connaissance de cause.

— « N'y a-t-il pas de critère pour établir si telle couleur est pure ou substantielle ? C'est à s'y perdre ! » Dans notre approche, non, pas de critère. C'est vous qui recevez la couleur. C'est vous qui êtes sensible à tel ou tel aspect. La couleur passe par vous, le prisme. Si vous êtes dispersé ou si vous êtes attentif, est-ce encore le même coucher de soleil, la même affiche ? Selon l'œil, le moment, l'éclairage, les reflets, votre vécu global, bref, dans l'ensemble des conditions du moment, telle couleur sera vue, ressentie comme « pure » ou comme « substantielle », ou les deux.

Comment, pourquoi certains tableaux de Matisse qui sont plutôt mats et même un peu ternes, unis, sans éclats de lumière sont-ils, pour moi, couleur pure ? La lumière s'y trouve incorporée, cachée, mais présente. Elle organise l'espace par la couleur. La grande gamme joue, tout est tenu, d'où un sentiment particulier d'équilibre en plénitude.

Bref, je dis « pure » ou « substantielle » par rapport à moi qui suis l'instrument. À un autre moment, ou dans d'autres conditions, cela pourrait être différent. Donc, quand je dis « la vasque aux colombes c'est couleurs pures », je veux dire que je la ressens comme pure, et je pourrais ajouter « en ce moment ».

Couleurs qui montent, couleurs qui descendent !

Peut-on cependant préciser ce qu'on entend par couleurs pures et couleurs substantielles, dites-vous encore ? Lançons-nous, malgré les périls du vocabulaire, puisque c'est un point important, en particulier parce que c'est la touche de couleur pure qui va droit au centre de l'être.

Pour reprendre la phrase d'un physicien : « La couleur ondule à l'infini. » Elle est fluide, elle est onde, elle vibre, elle agit, elle suscite en nous des mouvements. Sa vibration me traverse et poursuit sa route... à l'infini, si j'en crois le physicien !

Par le goût et la pratique de la couleur, nous nous sensibilisons, dans une couleur donnée, à la part lumière et à la part support de cette lumière ; un support plus ou moins tangible, plus ou moins dense, plus ou moins stable, plus ou moins sombre, mais support nécessaire pour que la lumière nous apparaisse.

Parfois, la couleur — l'onde couleur — « descend ». Ce faisant, de plus transparente qu'elle était, on la voit se ralentir, s'alourdir. Elle devient plus substantielle. La part du support devient prépondérante. Le raccord avec la terre est précisé. On peut alors se sentir nourri par la couleur.

La couleur — l'onde couleur — peut aussi « monter », non, ce n'est pas le verbe qui convient, elle peut aussi « s'ouvrir à », « se rendre à » l'espace. Ce faisant, elle perd de sa substance, elle devient plus rapide, plus vibrante. Elle est plus pure. La part de lumière est prépondérante.

On peut alors se sentir dépouillé, touché en plein centre — parfois les larmes jaillissent d'elles-mêmes — et en même temps désaltéré par un courant de vie autre.

« Vous semblez dire qu'il y a une couleur substance-matière et une couleur-lumière, comment cela ? » s'exclame, agitée, une participante dans un groupe de débutants. Je vois qu'elle est sincère, lui répondre en mots n'est guère possible.

« Je vais essayer de vous répondre directement, sans mots. Vous verrez si vous enregistrez quelque chose. (Un temps de silence.) Voyons... je suis terne, découragée. (Tout en nommant cet état, je le vis.) Tout me pèse. Je m'en aperçois et cherche à me dégager. J'ai recours à un certain orange... (Je vibre un orange aussi près que possible de l'orange du fruit). (Un petit temps...) Sentez-vous quelque chose ?

— Oui.

— Bon. Maintenant, je continue. Je m'aperçois qu'avec cet orange, c'est simplement plus confortable qu'avant, mais guère plus vivant. Le côté terne reste... Je prends donc un autre orange. J'en essaie un autre, différent. (C'est un orange lumineux, d'une texture extrêmement fine.) Enregistrez-vous quelque chose ? une différence ? » (Ce que je vibre n'est pas fort, par fatigue, mais c'est précis.)

La personne, visiblement frappée par ce qui se passe en elle dit oui, sans hésitation. Et, avec l'entraînement, je peux voir qu'elle s'est effectivement accordée à quelque chose du deuxième orange, qu'elle y a « répondu ».

À la sortie, elle exprime sa joie de ce qui vient de se passer presque sans mots, et je lui demande :

« Avez-vous un entraînement particulier avec la couleur ?

— Non, je l'aime, c'est tout. Mais le cours d'aujourd'hui me montre que je ressens les couleurs tout à fait intuitivement, car ce que vous m'avez "répondu" avec vos deux oranges m'a paru évident, naturel. Je ne vois pas comment on peut faire autrement que prendre les couleurs en soi ; c'est ce que j'ai sans doute toujours fait, mais je ne le savais pas. »

À ceux qui n'avaient pas senti grand-chose ou qui étaient si désireux de sentir quelque chose que cela les avait bloqués, j'ai précisé ensuite quels oranges avaient été utilisés : tout d'abord un orange aussi proche que possible de celui du fruit, brillant, moelleux, qui réchauffe et remplit le corps et réveille le cœur. (Ce que j'aurais appelé, sur le moment, couleur substantielle.)

Puis, j'ai fait appel à un orange sans matière, intensément lumineux, transparent, dansant, de texture extrêmement fine. Le corps en bénéficie aussi, mais la vibration dépasse le corps et fait tout autour de lui comme un large cocon orange, plus vibrant vers le haut, plus nourrissant vers le bas. Un exemple de ce qu'on peut appeler un bain couleurs. (Dominante : la couleur pure, avec une bonne dose de couleur substantielle.)

Le mot «pur», ici, n'est pas employé dans le sens technique habituel de couleur qui ne résulte d'aucun mélange, comme le rouge, le jaune et le bleu. *Pur s'applique à une couleur qui touche en nous directement et par surprise un point central.* Une couleur pure, c'est un cadeau. L'être est touché. Il reçoit une impulsion de lumière, d'amour et y répond par un élan, vague ou défini, selon les cas. (Je verrais là l'analogie faite parfois entre une certaine attitude vis-à-vis de la couleur et la prière.) Là où nous sommes plus conscients, cet élan, cette gratitude s'expriment avec naturel en actes libres.

La part lumière, dans un premier temps, a fourni l'impulsion et, de là, lorsqu'on passe aux actes, le support devient nécessaire pour que ces actes soient possibles et adaptés aux besoins du moment.

De même, *le mot «substantiel» est pris ici dans son sens de «nourriture».*

Quelques touches encore

- *Dans les couleurs pures, la dominante, c'est la lumière.* On note leur transparence, l'intensité de leur vibration. Leur effet transpénétrant. On les dit aussi « couleurs non voilées. »
- *C'est à partir d'une intériorisation croissante, par des enregistrements fins, sensibles et ultra-sensibles, qu'on s'accorde aux couleurs pures.* Cette intériorisation va avec une attention stable et précise, dans laquelle la qualité et l'état du système nerveux jouent un rôle important.

Que donnent les couleurs pures ? On pourrait dire une énergie de lumière. Il arrive qu'on ressente la touche de couleur pure comme un invisible petit bolide coloré qui vient nous frapper... dans le mille. L'impulsion fournie a une direction. On s'en aperçoit à certains changements instantanés de position sous l'effet de cette couleur. (Exemple : sortir d'une attitude négative, bloquée ou destructrice, et voir clairement ce qui est en jeu. Avec en plus, parfois, la force de faire ce qui est nécessaire.)

- *Par les couleurs pures nous est donnée une énergie définie, libre, venue d'un plan impersonnel.*
- Pour vibrer soi-même ces couleurs pures, il faut partir de source, d'un mouvement de fond.
- Lorsque je suis encombré de conflits (désirs, peurs, etc.) et que je ne vois pas ces conflits, il est abusif de parler de vibrer une couleur pure. Ce qui prime, c'est alors le passage par le blanc, ce retour au lieu où l'on se prépare, où l'on fait de l'ordre, où l'on entre dans un certain silence.
- Vibrer une couleur pure, c'est fournir une énergie libre, directe, qui sort naturellement. Cela ne dure pas et pourtant, apprentis que nous sommes, il y a souvent, après, une impression d'avoir bien travaillé, une bonne lassitude. Défaut d'entraînement ? résistances ? fragilité nerveuse ? temps de repos normal et nécessaire ? Les découvertes continuent, mais il est certain qu'il faut une stabilité nerveuse, émotionnelle, mentale, au moins sur le moment et sur le point en question, pour travailler avec les couleurs pures.

Dans les couleurs substantielles (dites aussi parfois « naturelles »), *la dominante, c'est le jeu de la lumière dans les matières, les substances.*

L'action vibratoire des couleurs substantielles par rapport aux couleurs pures est indirecte, réfléchie. Elles jouent dans le temps. À leur propos, on parle souvent de leur grain, de leur pâte, de leur poids, de leur texture, on emploie des mots du vocabulaire tactile, sensible, nourricier.

— Si la couleur pure est nue, la couleur substantielle est habillée : *c'est toute la richesse de l'univers créé.*

— Pour y être sensible, pour en être enrichi et pour la vibrer soi-même, s'ouvrir avec intérêt et avec amour à ce avec quoi nous entrons en relation, comme cela nous est possible, de moment en moment.

Le goût de la soupe nous a entraînés loin, sans effort autre que de prendre la louche et de puiser puisque le plus fertile du travail lumière-couleurs se fait à notre insu, sous l'action de la lumière.

Par exemple, *s'ouvrir à la complémentarité*: distinguer clairement deux « extrêmes » et reconnaître la note spécifique de chacun d'eux sans nous appauvrir par l'exclusion de l'une ou de l'autre note, exclusion qui nous rassure !

C'est le sens de ce chapitre-ci avec la note « substantielle » et la note « pure » et, dans le rêve éveillé qui suit, par les accords possibles entre le « tendre » et le « fort ».

RÊVE ÉVEILLÉ DES DEUX COLLIERS

Avec ce rêve éveillé, vous pouvez faire jouer deux qualités de couleur, deux sortes de textures l'une *contre* l'autre, l'une *avec* l'autre, à votre choix. Comme il peut y avoir difficulté à sentir l'un ou l'autre des deux colliers, prenez d'abord la première partie du rêve — le collier nacré — revenez-y si c'est nécessaire jusqu'à ce que ce soit vivant, avant de passer à la suite. (Oui, bien sûr, ce rêve-ci c'est aussi pour les hommes à qui il arrive de se poser la question !)
Si vous n'arrivez pas à accepter l'un des deux colliers et que cela vous gêne, rendez-vous compte que cet empêchement peut être dû au fait que vous ne lui donnez pas, en vous, l'espace qu'il lui faut. Le champ (de conscience) est trop étriqué. Ouvrez davantage.

Rappel:
Le rêve est vite dit, vite lu. *Prenez tout votre temps pour le vivre.*
Préparation:
Dégagez-vous de ce que vous étiez en train de faire, de penser, d'anticiper. Pour ce faire, recours à divers moyens : changer de lieu / ralentir progressivement vos mouvements / chanter un air calme ou joyeux / se rafraîchir le front, les avant-bras dans l'eau froide jusqu'au-dessus des coudes / aller prendre l'air dehors ou à la fenêtre / plus tous les moyens que vous trouvez pour vous dégager.
Et toujours ce qui est fondamental : vous étirer — expirer — laisser revenir le souffle sans forcer — expirer encore, et recommencer.

LE COLLIER DE PERLES NACRÉ OU IRISÉ

— Mettez autour de votre cou — ou sentez qu'il y est déjà — un collier de perles nacré ou irisé.
— Le sentez-vous bien ? Est-il vivant ? Même si c'est peu sensible, continuez à vivre avec ce collier comme on continue à écouter un conte sans savoir où il nous mène.
— Le ton dominant de votre collier est-il plutôt blanc ? / ou rosé ? / ou bleuté ? etc.
— Pouvez-vous sentir son poids ? / ou son absence de poids ?
— Si cela vous est possible, jouez avec la longueur du collier. Le voici tout près du cou, vous sentez ses perles délicates, fraîches, douces... contre votre cou.
Il peut s'allonger et, lorsqu'il descend jusqu'à la hauteur du centre-cœur, cela fait-il une différence pour vous ? / Prenez tout votre temps.
— Quand vous sentez bien le collier, pensez à une situation, à une circonstance de votre vie où vous le porteriez.
— Vivez cette situation... / Vous est-il possible d'en sentir un effet ?
— À la fin, quand vous le pouvez, mettez le collier dans le creux de votre main pour en faire connaissance d'une autre manière. Goûtez ce contact. Goûtez consciemment ce que vous donne ce délicat collier nacré.

LE COLLIER DE PERLES ÉTINCELANT

La deuxième partie du rêve, celle du collier étincelant, peut être faite à la suite de la première ou à un autre moment, si vous sentez le besoin de rester avec les impressions reçues.

— Mettez autour de votre cou — ou sentez qu'il y est déjà — un collier de perles scintillant, étincelant, facetté.
— Quand il est vivant pour vous, vous pouvez jouer avec de fortes couleurs : le collier est d'un bleu intense / d'un rouge lumineux / d'un blanc éclatant, etc.
— Donnez-vous le temps de vous familiariser avec une couleur qui peut vous avoir surpris ou choqué.
— Vos couleurs sont-elles transparentes ou opaques ?
— Quelle est celle que vous retenez ? / Et que vous donne-t-elle ?
— Comme pour le collier irisé, jouez avec le poids / la texture / la température du collier / sa longueur.
— Prenez-le dans le creux de la main, longuement. Par petites impressions, le contact avec le collier s'enrichit.
— Voyez-vous, ou pouvez-vous imaginer une situation où vous portez ce collier étincelant ? / Que permet-il, que soutient-il en vous ?

Après le rêve éveillé, il est intéressant de noter si l'un ou l'autre des colliers reste vivant, tout naturellement, comme si vous le portiez encore.

Dans certaines circonstances de la vie courante, pensez à faire appel à ces deux colliers qui font vibrer, l'un le tendre, le subtil ; l'autre le fort, l'évident.

Ces deux « extrêmes », le tendre et le fort, sont deux qualités nécessaires qui peuvent jouer ensemble à certains moments où l'on est inspiré ou lorsqu'on en a la maîtrise, chacune donnant sa note spécifique pour un accord d'amplitude.

Je pense en particulier à certaines situations de crise où, après s'être bien débattu et avoir passé cent fois d'un extrême à l'autre, une ouverture se fait en nous et où les deux notes extrêmes, jouant ensemble, même maladroitement, entrent en résonance et amènent une situation nouvelle.

— « Le collier étincelant, j'en ai besoin. Là où je me laisse écraser et où, pourtant, une sorte de force farouche, de colère me remplit intérieurement, je sais maintenant, pour l'avoir bien vécu dans le rêve éveillé, que je peux accepter de le porter, tout étincelant et voyant et dur qu'il puisse paraître. Et si je le porte, alors je suis à ma place, mais je me sens très grande et cela me fait encore peur. »

— « Avec le collier nacré dans la main, quelque chose a fondu en moi qui est depuis des mois comme un bloc de glace. J'ai pu reprononcer le nom de ma fille et les larmes ont coulé. Sous la glace, c'est plein d'eau fraîche. Je n'ose pas encore mettre le collier autour du cou, je m'y prépare parce que j'ai l'impression que cela va me demander de renoncer à bien des idées toutes faites et à ouvrir les mains. »

— « Avant de venir ici, j'ai dit à quelqu'un qui me suppliait de l'écouter “jamais !” Et j'étais très sûr de moi, maintenant, après les colliers, je ne suis plus si sûr. »

— « Quand le poids ou l'ennui de certaines charges professionnelles et politiques deviennent trop pesants, je passe le collier étincelant sans que personne le voie ! D'abord le bleu pour me remettre en moi-même, puis le blanc pour y voir clair et après, le rouge, pour lancer des feux dans l'assemblée et faire la rate à ceux qui s'endorment ! »

— « Recul devant le collier bleu facetté, étincelant, avec ses arêtes dures ! Ce n'est pas pour moi. Je n'en veux pas. Une colère me prend... et immédiatement reviennent ces mots que je n'ai toujours pas avalés, ces mots qui m'ont été dits il y a déjà plusieurs mois : "Quand vas-tu enfin te déclarer et devenir nette ?" Devenir nette, les facettes nettes... quel écho cela fait, même quand on est habituée à faire la sourde oreille ! »

— « Avec le collier nacré, un souffle frais. Avec l'étincelant, un vent salubre... je sens que certaines choses vont changer pour moi, et que je renais. »

CHAPITRE XVII

À TRAVERS L'OBSCURITÉ

L'attachement à soi augmente l'opacité de la vie.

Philippe JACCOTTET

UNE LÉGENDE DES INDIENS PIMA (AMÉRIQUE DU NORD) SUR « LE COMMENCEMENT DU MONDE »

Écoutons donc ce que fit le premier Indien Pima dans un temps où il n'y avait, dit la légende, qu'« obscurité partout ».

> « Au commencement, il n'y avait qu'obscurité partout — obscurité et eau. Et l'obscurité se massait, épaisse à certains endroits, et puis se séparait, jusqu'à ce que, finalement, d'un des endroits où l'obscurité s'était amassée émergeât un homme.
>
> Cet homme se mit à marcher dans l'obscurité jusqu'à ce qu'il commence à penser : alors il se connut lui-même et qu'il était un homme ; il sut qu'il était là dans un certain but. Il mit sa main sur son cœur et en tira un fort bâton. Il utilisa le bâton pour s'aider à passer à travers l'obscurité, et lorsqu'il était fatigué il se reposait sur lui.
>
> Puis il fit d'autres choses encore. Et tout ce qu'il

fit, il le tira de son propre corps comme il avait tiré le bâton de son cœur. »

Petit dialogue avec ceux qui seraient intéressés, touchés par la couleur, mais aussi découragés par le peu de résultats :

«*J'ai beau faire, je ne vois rien.*» (Ou «*Je ne sens rien*».)

Vous en faites peut-être trop ! Laissez faire la couleur. Dans un premier temps, on découvre que c'est elle qui fait. Prenez-la comme un bain, trempez-vous dans ce bain, laissez-lui le temps d'agir.

Quant au «je ne sens rien», on ne sait souvent pas que l'on sent quelque chose, parce qu'on s'attend à autre chose. C'est par répétitions, questions, échanges, observations qu'on se met au clair, qu'on apprend à rester avec des sensations fines, des sentiments qu'on ne peut pas nommer.

De toute manière, si la couleur vous touche, c'est que vous sentez, pressentez ou ressentez quelque chose qui, par elle, est vivant en vous. Si non, vous abandonneriez.

« *C'est bien joli tout ça, mais ce n'est pas pour moi. Je suis trop..., ou pas assez...* » (intelligent, malheureux, pauvre, doué, cultivé, jeune, etc.)

Si quelqu'un en qui vous avez pleine confiance vous montrait un trésor en vous disant : « Tiens, sers-toi, c'est ton héritage naturel. Tu n'as qu'à puiser ! », que feriez-vous ?

« *Avec la vie difficile que nous avons, à quoi cela peut-il nous servir ?* »

Cela nous aide *à décider* de donner du soin, du temps, de l'amour à ce que nous trouvons important et que nous négligeons. De bonnes raisons justifient notre inertie ou agitation habituelles. Combien pourtant nous voulons « vivre » vraiment !

« *Et quand il ne se passe réellement rien ?*

— Rien en couleurs ?

— *Oui, c'est ça. Rien en couleurs.*

« C'est possible qu'il ne se passe rien en couleurs. Pour le moment. Mais vous êtes peut-être sensible, plus qu'avant, à un son, à une mélodie ? vous soupirez et vous sentez plus souvent le besoin de respirer à fond comme s'il vous fallait plus d'air, plus d'espace ? le matin en vous réveillant, il y a parfois une petite lumière qui rend plus faciles les premiers pas ?... Oui, cela arrive ? des courants de vie passent, couleur ou pas couleur, sous une forme ou sous une autre, réjouissez-vous de cela. Et si la couleur vous intéresse, même "s'il ne se passe rien" — et au fait que voulez-vous dire exactement par cette expression ? —, continuez à la découvrir, à la faire passer devant vos yeux, sur votre peau, par les mains. Prenez les crayons, la craie, le pinceau, oubliez les résultats et lancez-vous avec la couleur ! Surtout si vous avez un grand chagrin ! »

Plutôt que de « résultats », on pourrait parler de fruits. En revenant sur tel point du livre, en fréquentant une même couleur pendant des jours ou des semaines, vous serez étonné de voir ce qui s'est assimilé, mûri de soi-même. Votre attention a été mise en éveil, laissez faire le temps et travailler la couleur.

« *Au début, j'étais tout à la joie de retrouver les couleurs que j'avais oubliées depuis mon enfance peut-être. Mais maintenant, elles se ternissent de nouveau, que faire ? Le quotidien redevient gris. J'ai peur.* »

La joie par la couleur, elle va et elle vient. C'est une fleur. Le pouvoir germinatif de la couleur, lui, reste actif, même sans la joie. Il agit dans la pâte du quotidien, à sa manière et là où nous en avons besoin. Voyez par exemple le petit bilan qui suit :

> « Il y a les grands moments de joie et d'intelligence des choses, de soi, par la couleur, et il y a le quotidien. Dans les classes difficiles où je travaille et dois être particulièrement vigilant et endurant, j'ai fait des observations :
> Maintenir un fragile équilibre, rien n'est acquis, *jamais.* Chaque jour, et peut-être à chaque instant, tout peut être remis en cause de façon imprévisible (et dramatique).
> Nécessité d'une vigilance extrême et en même temps d'une attitude détachée, détendue (passage par le blanc).
> Ne pas imaginer ou rêver qu'un jour *ce* sera acquis définitivement. Les progrès peuvent se mesurer à cette capacité de vivre chaque instant avec cet état d'esprit.
> Le seul travail efficace est d'être conscient de la fragilité de cet équilibre et de travailler à le maintenir. Donc :
> — remettre en cause ce qui a été acquis
> — ne pas s'accrocher à quelque chose de gagné, le remettre en jeu
> — prendre des risques
> — *jouer*, ne pas prendre ça au tragique, mais comme le jeu naturel de la vie.
> *Aspect positif* : la situation la plus difficile, celle qui s'annonce la plus pénible, recèle aussi en germe la situation inverse, éclaircie.
> Donc, ne pas non plus se laisser enfermer dans ce système noir. Les moyens d'en sortir, inattendus, imprévus, existent aussi.

Vivre et "goûter" ces moments noirs : goûter ne signifie pas plaisir masochiste, mais attention discrète, observation neutre des phénomènes en jeu sur le moment et recul face à l'événement qui se joue. »

« *Et ces pensées mesquines, ces mouvements hargneux, ce refus de la lumière si fort par moments, qu'est-ce que j'en fais?*

... oui, qu'en faites-vous ?... et pour le reste, on pourrait tout juste rappeler que le jeu de la lumière et de l'ombre, ensemble, donnent les reliefs.

« Cette recherche de la lumière fait normalement remuer le cortège d'ombres, les miennes y compris, et comme je suis un peu "éponge", celles des autres m'envahissent facilement et réveillent celles que je croyais classées. C'est pourquoi je ne peux pas travailler avec un groupe. Je ne suis pas assez solide quand je me trouve en face de personnes qui ont la même difficulté que moi et qui n'en sont pas conscientes ou qui ont d'autres façons de l'aborder ou de la vivre. L'autre jour, dans une réunion, j'étais prête à l'écoute la plus amicale et très vite j'ai compris que j'allais m'imprégner négativement ou me défendre avec agressivité, et prendre le rôle de la victime impuissante.

J'ai tenté de ne plus entendre ce que disaient ces jeunes gens en me recueillant et il s'est passé quelque chose d'important : le violet qui, dans le rêve éveillé, était devant moi, s'est placé derrière, au-dessus et autour, comme une protection. Le vert était devant moi, étalé, une prairie où des fleurs pouvaient pousser. En "tenant" cet ensemble, j'ai pu m'apaiser et écouter les autres de façon plus neutre. »

Les questions foisonnent. Elles aussi sont un levain. Le champ est maintenant entrouvert, nous y travaillons tous ensemble. Que vous le sentiez ou non, vous faites partie de ce vaste groupe de gens qui, par besoin de donner sens à leur vie, ont pris le risque d'aller ainsi à découvert. En sortant des schémas habituels, en osant se dépouiller, il est vrai qu'on se sent plus vulnérable. Nous remarquons davantage les obscurités, celles du dehors, celles du dedans. Nous nous croyons aussi plus démunis que nous ne le sommes, mais *la première découverte d'une lumière jouant dans l'obscurité*, c'est quelque chose ! Lorsqu'il a « tiré de son cœur un fort bâton », le premier Indien Pima s'en sert « pour s'aider à passer à travers l'obscurité » (force, connaissance) et, ce qui me frappe plus encore car c'est un mouvement qui nous est peu connu, pour « se reposer sur lui lorsqu'il est fatigué » (confiance, détente).

C'est souvent après ce dernier cap qu'on commence à se sentir moins solitaire. Vulnérable, oui, mais avec une force qui ne dépend pas d'un élément extérieur. Dans cette confiance nouvelle et aisément effarouchée, on pressent aussi que d'autres, avant nous, ont ouvert un chemin ; que nous aussi, nous défrichons pour ceux qui suivent ; que, réellement, nous avançons ensemble. *C'est un changement en profondeur : le sentiment de fraternité devient plus substantiel.*

CHAPITRE XVIII

AVANT LA COULEUR, LA LUMIÈRE DANS LA COULEUR, LA LUMIÈRE SEULE RESTE LA LUMIÈRE

Le livre est un grand pélican au bec largement ouvert
où viennent se servir des multitudes d'oiseaux divers !

Les couleurs, il faut aller les chercher dans l'univers !

(Deux familiers de la couleur)

NOTES DE PARCOURS

Nous voici arrivés à la fin de ce premier livre. Ayant passé ensemble par jaune, bleu, rouge, vert, orange, violet, noir, or, rose, beige et gris, réservant à blanc une place centrale et, sans mode d'emploi, sans étiquette préalable, nous exposant à l'onde lumière-couleurs comme on s'expose au soleil après les mois d'hiver, chacun de nous a pu se servir librement dans l'arc-en-ciel et dans les diverses approches proposées ici.

On se sert d'abord timidement ; esprit critique, recul sceptique font qu'on n'y croit pas tout à fait. On voudrait bien que le livre donnât plus de recettes précises, puis on se risque, jusqu'au moment où l'on est mûr pour le passage par blanc qui nous permet de partir à la découverte.

D'abord, se découvrir tel qu'on est, puisque les couleurs servent de révélateur de nos attitudes et de ce qui en nous est plus profond que les réactions de surface. Découverte de nos richesses intérieures par la rencontre avec les couleurs fondamentales. On se sent peut-être plus substantiel et surtout plus vivant en fréquentant jaune, bleu, rouge, et puis on prend le risque de tout perdre en passant à blanc !

Cela ne se fait pas tout seul, ni d'un seul coup ! Ne nous en demandez pas trop ! Je voudrais bien vous y voir, vous, dans la situation où je suis... Bref, l'entrée dans blanc se fait par un passage assez particulier qu'on pourrait appeler le « sas blanc », passage qu'il est peut-être utile de préciser encore ici, à la fin du premier parcours.

Savez-vous ce qu'est un sas ? Lieu de décompression, de passage d'une profondeur à une autre, comme le sas des sous-marins, chambre qui se vide d'air puis se remplit d'eau, permettant à un homme-grenouille de quitter le sous-marin pour l'océan.

Ce livre vous a conduit jusqu'à cette zone si particulière appelée le sas blanc, une chambre intérieure, neutre, entre deux mondes, pour passer de l'un à l'autre.

Le premier monde, celui de tous les jours, avec plus ou moins de joies ou de peines, c'est le nôtre aujourd'hui. Tout ce cadre quotidien auquel nous nous identifions et qui entre avec nous dans le sas où, pour passer plus loin, *nous acceptons de le lâcher.*

Au-delà du sas nous attend le monde où circulent les courants lumière-couleurs, un monde déjà présent en nous pourtant par le pressentiment que nous en avons. Nous l'avons exploré dans ce livre, il nous appelle et déjà nous vivifie.

Dans le sas blanc, nous déposons nos bagages et faisons le vide, nous laissons s'estomper le connu, attentifs, réceptifs, disponibles. Désécurisés ? Oui, si nous regardons en arrière. Libres, si nous regardons en avant, c'est-à-dire au-dedans. Un monde à découvert, où ruisselle la lumière, est là, présent ; c'est aussi celui de notre nouveau visage, reconnu, rendu réel. Celui d'une nouvelle référence : le vaste.

Le vaste nous attend pour que nous y vivions librement, reliés, accordés à ce qui nous entoure. Vaste ciel que traversent des oiseaux blancs tirés par un fil invisible ; vaste terre qui nous sollicite, nous fortifie, nous abrite et nous nourrit.

Dans le sas blanc, *dans ce lieu neutre, et pourtant lieu d'un choix*, nous sommes maintenant placés, prêts à recevoir joyeusement et gravement les courants lumière-couleurs, courants porteurs de vie renouvelée.

On ne peut voir la lumière. C'est elle qui fait voir.

Henry CORBIN

Après avoir passé par tant d'arcs-en-ciel, tant d'aurores boréales, après avoir plongé dans tant de chaudrons de teinturiers, je me retrouve ces temps le plus souvent dans une lumière nue. Le bain des couleurs, je sais que cela existe, mais pour le moment, rien que cette lumière sobre et pure qui met en évidence même ce que je ne voudrais pas voir ! Lumière et vérité travaillent ensemble, en nous. Par moments, par très brefs moments, l'éclairage s'adoucit un peu et j'entre dans le blanc. Mais nous sommes nombreux à remarquer que dans les temps graves, *pendant les crises, la couleur joue un rôle très secondaire. Il reste la lumière et parfois le blanc.*

Cette approche ne servirait-elle alors qu'à nous amener au blanc, à la grande ouverture ?

• « Au lieu de me désoler, de ressasser, de fulminer, j'en arrive à me dire souvent "tu rentres dans le grand pays blanc, tu vas te promener dans le grand pays blanc". Je m'y aventure et j'y suis bien. J'y ai vu un grand champ de roses avec un courant régénérateur sur le plan physique dont j'avais très besoin. Puis je me suis vue en pavot : le noir pour la colonne vertébrale, et habillée des pétales pour avoir la force du rouge. »

• « Cela vous sert-il à quelque chose en ce moment, ces années de travail avec la lumière et les couleurs ? » ai-je demandé à une femme que des événements dramatiques viennent de bouleverser, elle et sa famille. « *Cela m'a servi à savoir qu'on est suspendu dans le vide* ! » a-t-elle répondu à bout portant.

Image éloquente pour une situation précaire, vertigineuse ; pourtant, chez cette femme, comme elle l'a dit, cela devenait déclaration de force, d'un sens renouvelé de sa vie. Son regard, son attitude m'ont renvoyée à celle du premier Indien Pima ! Ni victorieuse, ni abattue, mais en route.

• « Ces derniers mois, j'ai découvert à travers le blanc une lumière puissante et immatérielle et dans cette lumière une sorte de joie. J'ai vécu ce blanc lumineux et immatériel et je me suis aperçue un jour que je ne pensais plus "couleur". Cependant, en me remettant dans "couleur", ce blanc lumineux était là, rendant jaune, bleu, rouge, plus vibrants, libres, gonflés de vie. »

La lumière reste première

Au cours des années de travail avec lumière-couleurs, la vision de départ, ces colonnes, ces soubassements de lumière qui fondent et soutiennent notre monde et fulgurent des feux de la couleur, cette vision a gardé intacte sa force vibrante. Pour beaucoup, le mot « lumière » contient quelque chose de cette réalité ressentie comme forte présence vivifiante *en appui dans la profondeur*, en quelque sorte derrière eux.

Quant à la vision elle-même, à y regarder aujourd'hui, par le travail conscient de tous on distingue mieux, *outre une architecture de la lumière* (les colonnes, les soubassements), *une circulation de la lumière*, fleuves qui, baignant des villes, s'en vont relier entre eux des points, de nous encore inconnus.

AVEC DEUX COQUILLAGES

Un jour, sur une plage éblouissante de sables blancs, j'ai trouvé une moitié d'huître sur laquelle s'étaient tant bien que mal fixés huit ou dix autres coquillages. Un demi-coquillage seul de son espèce dans une crique où, entre deux longues poses hiératiques, une aigrette blanche battait l'eau à vifs mouvements d'ailes et en tirait des poissons d'argent. Un enfant avait-il amené d'ailleurs ce curieux assemblage ?

Marchant les pieds dans l'eau, je le tourne et le retourne, perplexe, et plus loin, une autre demi-huître du même genre : douze colocataires au moins sur l'unité de base ! Je ne peux m'empêcher, tout en marchant, d'essayer de les assembler dans toutes les combinaisons possibles, et il y en a ! Du reste, forment-elles un ensemble ? Comme ceci ? non, cela ne se joint pas.

Comme cela peut-être ? Tout tranquillement, j'essaye des combinaisons. À force de tâtonner, à un certain moment,... clic... les deux moitiés s'emboîtent selon une courbe précise ! Plusieurs fois, je fais et défais l'assemblage et chaque fois, clic, un petit bruit creux, net, et cela joue : l'ensemble devient cohérent. Il tient même debout comme une pyramide de coquillages ajustés les uns aux autres. Une vingtaine de mollusques ont vécu là-dedans !

Le contentement ressenti au moment où cela joue, bien qu'il ne s'agisse que d'un jeu ! Quand on laisse jouer en soi un courant lumière-couleurs, quand on accompagne quelqu'un par ce même courant, n'y a-t-il pas aussi, comme avec ces deux moitiés de coquillages dans les mains, une attention disponible, patiente devant la complexité de ce qui est en jeu ? Une petite idée vient, un mouvement se présente, puis plus rien, on tâtonne, on est perplexe, jusqu'à trouver un point, un joint. En restant tranquille avec les coquillages — comme avec une situation, avec un sentiment — il vient un moment où quelque chose se précise et se dégage. Il y a de l'espace, on participe tout naturellement au jeu d'ensemble par un geste, par une parole, à sa place et selon ses moyens, se réjouissant aussi que l'ensemble complexe garde entière sa part d'inconnaissable. Quand je tiens maintenant les deux coquilles réunies ou séparées dans la main, je suis riche de tout cela.

... ET SUR DES AILES BLANCHES

Je les attends chaque matin. Juste avant le lever du soleil, le ciel se creuse à l'est, l'air fraîchit et les premières bandes d'oiseaux aquatiques sortent de la forêt de palétuviers qu'on appelle ici la jungle. Ils partent sans hésiter, d'un vol droit, plane, plein sud vers le golfe du Mexique, volant haut à trente ou quarante mètres au-dessus du plan d'eau salée devant chez nous. Vols en formations strictes, groupes lancés en vrac dans l'air. Pas de solitaires. Les canards, qui ressemblent à des croix, ont des battements courts et rythmés, d'autres — ibis, hérons — dessinent avec leurs ailes de longues accolades. Quand un groupe passe au-dessus de nous, on entend parfois des « ffffffrrffr » et des « ouiouiououch ».

Pendant une heure, ils se suivent jusqu'au moment où le soleil sort derrière la forêt. Bandes par bandes, des centaines, des milliers, ils volent tout droit, aimantés par un même but invisible pour nous. Je ne me lasse pas de les voir, et ce vol droit, pur, dans la lumière liquide du matin où ils paraissent tous blancs, me touche profondément et me remplit progressivement d'une étrange force calme. Ils vont plein sud, ils suivent un fil invisible, ils vont là où ils peuvent se nourrir, nous suivons leur vol, nous volons avec eux.

Nous aussi, les humains, il nous arrive d'« inventer » notre vol en suivant un fil d'or invisible qui nous mène là où nous avons à faire, soutenus, guidés par une impulsion directe.

Le lever du jour peut être un moment particulier d'alliance nouvelle. Chaque matin, nous allons d'une fenêtre à l'autre pour voir passer les tout derniers groupes, puis l'eau prend des reflets roses, le soleil apparaît et la journée commence.

Pourquoi raconter ici ces histoires de coquillages et d'oiseaux, dites-vous peut-être ? Pour rien ! Pour nous rafraîchir, pour la joie de raconter, pour la beauté, pour le silence.

Tout le jour, à part les pélicans, les oiseaux restent

sur leurs terrains de pêche. Mais le soir, entre cinq et six heures, ils rentrent. Venus du sud, ils surgissent à notre droite et disparaissent par groupes, absorbés par la forêt ou les étangs. Ils volent plus lentement que le matin, presque au ras de l'eau. Entre les groupes, souvent un solitaire au vol plus irrégulier, plus lourd, un peu plus près de l'eau. Le soir, dans l'éclairage où ils sont, il n'y a plus que des oiseaux gris ou noirs. La forêt les abrite dans son enchevêtrement de racines et d'eaux, mais tard, presque à la nuit tombée, quelques groupes et quelques solitaires rentrent encore, lentement, repris par la terre, l'eau et le silence de la nuit.

Vols d'oiseaux blancs tirés par un fil invisible... ils rendent plus proche un espace lumineux, ample, où aller se reposer et se retremper, un espace qui vibre en nous.

GLOSSAIRE

Par ordre alphabétique, nous précisons ici certains mots courants employés dans un sens un peu particulier.

Courant : voir sous **énergie.**

Émettre : voir sous **recevoir-émettre.**

Énergie-courant : Dans nos termes, les vibrations de la lumière, celles des couleurs, sont perçues comme des énergies. Un potentiel qui est là, à disposition. Qu'est-ce que j'en fais ? au moment où j'entre consciemment en contact avec cette énergie, il peut s'établir entre la lumière et moi, entre les couleurs et moi, un courant. Je peux aussi, m'étant sensibilisé à la présence décisive de la lumière dans les couleurs, parler d'un courant lumière-couleurs. C'est la liaison consciente avec lumière-couleurs qui s'appelle ici « courant ».

Ensemble — jeux d'ensemble : Une notion centrale dans cette approche, avec les accents suivants :

— *reconnaître l'existence de jeux d'ensemble* et essayer de les prendre en compte, quels que soient notre intérêt ou notre point de vue particulier.

S'être rendu compte que *ce caractère d'ensemble est un fait.* Nous faisons partie d'un ensemble très englobant (tout ce qui vit sur la planète — elle-même partie d'un Ensemble plus vaste — dans lequel jouent toutes sortes d'autres ensembles : humanité, nation, famille, société donnée, cercles, couples, fraternités, milieu professionnel etc.). Ces ensembles se développent et fonctionnent harmonieusement si un nombre suffisant de personnes comprennent leurs responsabilités communes et partagent des intérêts communs.

— *s'efforcer de comprendre une situation à partir de ce qui est plus incluant*: c'est-à-dire en tenant compte d'ensembles plus vastes qui ne négligent pas ce qu'on pourrait appeler l'intérêt général. Pas toujours aisé à dégager il est vrai, mais existant réellement à un certain niveau auquel il faut se placer pour le voir ou le sentir (c'est un changement de position.)
Le besoin de tenir compte du fait que nous sommes « ensemble » est pressant aujourd'hui : il est probablement vital.
Le mot lui-même rebute les personnes qui y voient d'abord « addition, amalgame, contraintes totalitaires, uniformisation ». Pourtant quand je dis « nous sommes ensemble à la surface de la terre », par exemple, je reconnais, pour moi comme pour tout être humain, à la fois l'importance relative et la place unique que chacun occupe, avec sa note propre et la responsabilité spécifique de la manifester.

— *se sentir solidaire*, au niveau qui nous est possible, depuis le simple fait de sentir que « je ne suis pas seul dans le monde », jusqu'au mouvement « je suis ici pour le Tout » (étymologie latine de solidaire).

Évoquer : voir sous **recevoir-émettre.**

Gamme de couleurs : voir sous **teinte.**

Lumière : La lumière dont il est question ici est vivante, inspirante. Commencer par la définir n'est sans doute pas le meilleur chemin pour la connaître : il est peut-être plus utile de dire par exemple, que la lumière « on la remarque quand elle vient à manquer ».
D'abord vivre les aspects de cette lumière, ensuite, pour soi, si l'on veut, chercher les termes qui peuvent en rendre compte.
Ce qui est vécu par cette présence - Lumière n'est pas forcément définissable en mots et encore moins en termes de religion.
La majuscule souvent utilisée est là pour rappeler que derrière toutes les différentes lumières se tient une autre Lumière qui agit à travers tout.

Mouvements (voir aussi **position et changement de position.)** : Évoquer une couleur, émettre une couleur, changer de position, s'accorder à la lumière, se rendre au blanc, etc. sont ce que nous appelons des mouvements.
Mouvements dans la lumière elle-même ? mouvements dans la couleur ? mouvements en nous ? Tous les trois à la fois, en interaction.

La vibration couleur peut être perçue comme un tracé dynamique invisible, un mouvement dans l'espace auquel nous nous sensibilisons. Nos propres mouvements (physiques, psychiques) entrent en combinaison avec ceux de la couleur et le tout prend son sens par la nature, la qualité et l'intensité de la lumière présente dans ces phénomènes.
Ces mouvements, visibles ou invisibles de la couleur, de nous-mêmes dans la Lumière, sont bien réels. Une transformation ponctuelle ou plus en profondeur s'effectue. Manières d'être et de faire en sont modifiées. Il arrive que, sous l'impulsion de certains courants Lumière-couleurs, quelque chose en soi devienne fluide au milieu d'autres fluides. Le « nouveau visage » est comme en travail et on peut en percevoir soi-même quelque chose.

Nuances : voir sous **teinte.**

Position et changement de position (voir aussi **mouvements) :** Ces termes se réfèrent à la possibilité de se placer intérieurement comme extérieurement de différentes manières pour voir autrement, pour ressentir autrement un même objet (personne, situation, ensemble, etc.), et pour agir plus librement.
Il y a au départ un besoin de discriminer et de situer les choses en fonction de ce qui est.
On peut changer de position :

a) *en se déplaçant physiquement*: se rapprocher, s'éloigner, sortir, etc. (Ainsi un artiste occupé à peindre, et qui ne voit pas clairement, recule, se déplace pour mieux observer ce qui l'intéresse. Il est poussé à ce changement de position par une soif de clarté.)

b) *en déplaçant son attention*: se distraire, voir ou faire quelque chose qui nous sort de notre monde étriqué (effet sur le plan psychologique).

c) *en restant sur place*: par un changement d'attitude corporelle, par une détente. La respiration et l'étirement sont les instruments de la détente.

d) *par un rêve éveillé*: un des moyens utiles pour arriver à ce changement de position.

e) *en étant complètement là*: vivre un instant dans une attention globale, par un éveil de tous les sens à l'entourage immédiat. Revenir, aéré et renouvelé, à la situation qui apparaît dans un nouvel éclairage.

f) *en changeant de niveau, de plan*: ce qui demande une prise de conscience claire et précise. (Ce changement se fait soit directement, soit à la suite de l'un ou de l'autre des « mouvements » précédents.)

Chacun de ces changements de position manifeste une liberté de choix de mouvements. (Exemple : dans une situation douloureuse, se tourner vers la lumière.)

Profond / profondeur : « Je ne sais pas ce qu'est un bleu profond », a dit quelqu'un. La profondeur est-elle dans le bleu ou en nous ? Ici, profondeur va avec volume, espace. Cette profondeur peut être vécue dans n'importe quelle direction (derrière soi, en soi, au-dessus de soi, devant soi, tout autour de soi, etc.). Elle implique intériorisation et amplitude. Physiquement, la sensation de profondeur a son fondement dans la colonne vertébrale.
Avec profondeur va un silence. On s'enfonce dans le silence comme dans la profondeur, dans la tranquillité.
Une couleur profonde est ressentie comme un espace sans fin.

Recevoir-émettre : Verbes clés mentionnés dans le chapitre VI. « Vibrer une couleur, une illusion ? » Les verbes cités ici se rapportent au jeu libre des courants lumière-couleurs dans lesquels réception et émission se répondent naturellement.
Étapes :

a) *recevoir une couleur*: la couleur peut être reçue, vue, consciemment ou à notre insu. L'entraînement à observer en soi les divers mouvements qui se produisent, lorsque nous nous exposons volontairement à une onde couleur, permet de reconnaître ensuite si nous sommes devenus des récepteurs plus fins et plus conscients, plus neutres. Pour évoquer, émettre, vibrer la couleur, il est utile de se rendre compte qu'on l'a reçue.

b) *évoquer une couleur, faire appel à une couleur*: position consciente, active.

(*Petit Robert*: « latin *evocare*, de *vocare*, « appeler ». Sens retenus : appeler / éveiller, réveiller, susciter / faire apparaître à l'esprit de quelqu'un par des images et des associations d'idées / faire appel à / faire venir.)

c) *enregistrer la vibration d'une couleur* (enregistrer dans le sens de « recueillir, relever / prendre note intérieurement »).
Une couleur nous touche. C'est une sensation, puis une perception s'établit en prenant note de différences (clair / foncé, frais / chaud, grenu / lisse, grossier / subtil, etc.) Cette perception comprend des éléments venus de la couleur elle-même, d'autres de nous. Avec l'entraînement, une perception, même complexe, s'inscrit en nous : elle s'enregistre. *On devient attentif à la vibration de*

la couleur, indépendamment de ses divers effets, de nos goûts, et *avant* les interprétations que nous pouvons ensuite en faire. On enregistre la vibration de la couleur, sa note spécifique, comme si c'était une note de musique.
On peut en rester là. On peut aussi délibérément choisir d'émettre cette couleur, ce qui équivaudrait à chanter la note entendue.

d) *émettre une couleur*: *Petit Robert*, sens retenus : « produire au dehors, mettre en circulation / projeter spontanément hors de soi, par rayonnement (des radiations, des ondes) ». Entrer en résonance consciente avec une couleur et la faire chanter en soi. Eventuellement en y associant une personne, une situation etc.

e) *Vibrer une couleur*: même sens que « émettre ».

Relié : voir sous **vaste.**

Sens intérieur : La faculté qui est en nous de nous orienter, de nous situer, d'évaluer, de reconnaître, de ressentir, se fait par l'exercice des sens intérieurs qui se servent en priorité de l'information fournie par nos cinq sens.
De même que les cinq sens peuvent s'atrophier ou se développer par l'attention et l'exercice, de même les sens intérieurs s'affinent et se fortifient par un entraînement adéquat. On peut parler alors de sens intérieurs « éduqués ».
Dans cette subtilité du fonctionnement des sens intérieurs, il y a une structure et une rigueur qui deviennent de plus en plus sensibles.

Teinte - nuance - ton - gamme de couleurs - valeur :
Pour parler de la couleur, nous devons nous préciser certains termes :

— *Teinte*: c'est la sensation primaire de la couleur, elle varie avec la longueur d'onde de la couleur. Elle est due à un mélange de lumière blanche et de lumière colorée d'une certaine longueur d'onde.
Si la longueur d'onde couleur domine la lumière, on a saturation (= chroma). Lorsque la longueur d'onde colorée est diluée dans la lumière blanche, la saturation diminue. Parfois la longueur d'onde couleur est faite d'un mélange de couleurs, comme le pourpre, et on a une *nuance*.

— *Nuance*: on appelle nuances d'une teinte les variations de cette couleur lorsqu'on lui ajoute une petite quantité de ses voisines du cercle chromatique.
Exemples : jaune + un peu d'orangé = jaune orangé ;
jaune + un peu de vert = jaune vert

On peut obtenir ainsi des nuances chaudes ou froides.

— *Ton*: on appelle tons d'une couleur les différents degrés d'*intensité* de cette couleur. Le ton, c'est la couleur considérée dans son éclat, c'est-à-dire dans son intensité, ou sa force, ou sa brillance (mots synonymes). On modifie le ton d'une couleur en lui ajoutant du blanc, du gris ou du noir, les tons clairs ont plus ou moins de blanc, les tons foncés plus ou moins de noir.

— *Gamme de couleurs*: l'ensemble des tons d'une même couleur.

— *Valeur*: la notion de valeur est liée à celle de clarté et d'obscurité, d'ombre et de lumière. Elle a un rapport avec la proximité ou l'éloignement de la source lumineuse.
C'est le ton de la couleur vu sous l'angle de sa clarté ou de son obscurité. On parle de la valeur du ton.
Pour tout ceci, consulter Johannes ITTEN, *Art de la couleur*, et particulièrement le tableau des valeurs de clarté, p 55.

Ton : voir ci-dessus **teinte.**

Vaste - rendre au vaste - se rendre au vaste - se sentir relié :

— *Rendre au vaste*: par une détente, par un lâcher-prise, par un acte de conscience, passer de l'illusion d'être enfermé, séparé, bloqué, à la perception d'un ensemble dont on fait partie, auquel on est relié. (Que cet ensemble soit famille, humanité, planète, vie, réalité divine, etc.) Un courant de vie plus vaste qui nous dépasse et nous contient commence à se faire sentir. C'est dans ce « vaste » qu'on dépose faits, événements vécus, douleurs, échecs, succès, etc. L'éclairage dans lequel ils sont placés les modifie alors à nos propres yeux.

— *Se rendre au vaste*: vient un moment où nous acceptons réellement que nous faisons partie d'un ensemble. Même quand nous nous ne le sentons pas, nous savons que c'est un fait et nous en tenons compte. Le vaste devient source d'action. Quand on agit comme naturellement à partir de ce fait, on se sent relié.

En termes psychologiques, « se rendre au vaste » serait passer de l'attitude égocentrique à un sens plus universel de sa propre existence et de son rôle. Soit mûrir.

Vibrer : voir ci-dessus **recevoir / émettre.**

Vision : Perception d'une réalité par des organes ultra-sensibles fonctionnant comme à notre insu. Cette perception se fait d'un instant à l'autre. Ni hallucination, ni rêverie, ni illusion, elle dépasse cependant (en intensité, en signification, en luminosité) ce qu'on croit savoir. En même temps, malgré l'ébranlement que la vision peut provoquer, malgré les éléments choquants pour la raison, elle présente un caractère d'évidence, celui d'une réalité plus profonde que nous « reconnaissons ». Beaucoup connaissent ces perceptions.

Une vision peut rester claire, active, pendant des années, comme une énergie qui n'a pas encore donné tous ses effets.

BIBLIOGRAPHIE

Bonnard, Centre Georges Pompidou, Paris, 1984. (Catalogue de l'exposition Bonnard au Musée national d'Art moderne, 23 février - 21 mai 1984).

CORBIN, Henry, *L'Homme de lumière dans le soufisme iranien*, Éditions Présence, « Le Tremblay », Barberaz, 73, Chambéry, 1971.

GOVINDA, Lama Anagarika, *Le chemin des nuages blancs*, « Spiritualités vivantes », Éditions Albin Michel, Paris, 1969.

ITTEN, Johannes, *Art de la couleur*, Dessain et Tolra, Paris, 1981.

KANDINSKY, Wassily, *Du spirituel dans l'art et dans la peinture en particulier*, « Bibliothèque Médiations », Éditions Denoël, Paris, 1969.

MATISSE, Henri, *Écrits et Propos sur l'Art*, Hermann, Paris, 1972.

Mentionnons aussi les livres de Gaston BACHELARD publiés à la Librairie José Corti.

SOURCES

Les citations dont les sources ne sont pas mentionnées ici proviennent d'interviews radiophoniques.

BACHELARD, Gaston, *L'Air et les Songes*, Librairie José Corti, Paris, 1943, p. 128.

BAILEY, Alice, *Traité sur les sept rayons, vol. II. Psychologie ésotérique*, Éditions Lucis, Genève, 1967, p. 127.

Bonnard, Centre Georges Pompidou, Paris, 1984, p. 188. (Catalogue de l'exposition Bonnard au Musée national d'Art moderne).
CASTANEDA, Carlos, *Le Don de l'Aigle*, Gallimard, Paris, 1982, p. 172.
de CLAIRVAUX, Bernard, cité dans CALI, François, *L'Ordre cistercien*, Arthaud, 1972, s.p.
CORBIN, Henry, *L'Homme de lumière dans le soufisme iranien*, Éditions Présence, Chambéry, 1971, p. 173.
FRANCIS, Sam, *Sam Francis, monotypes et peintures*, Fondation Maeght, Saint-Paul-de-Vence, 1983, pp. 10 et 13.
HSUAN CHENG, cité dans Cheng, François. *L'Écriture poétique chinoise.* Éditions du Seuil, Paris, 1977, p. 138.
ITTEN, Johannes, *Art de la couleur*, Dessain et Tolra, Paris, 1981, pp. 18 et 132.
JACCOTTET, Philippe, *La Promenade sous les arbres*, La Bibliothèque des Arts, 1980, p. 96. *La Semaison*, Gallimard, Paris, 1984, p. 11.
JUNICHIRO, Tanizaki, *Éloge de l'ombre*, Publications Orientalistes de France, Collections UNESCO, 1977, p. 54.
KANDINSKY, W., *Du spirituel dans l'art et dans la peinture en particulier*, Éditions Denoël, Paris, 1969, p. 128.
LE CLÉZIO, J.M.G., *L'Inconnu sur la terre*, Gallimard, Paris, 1978, p. 35.
MATISSE, Henri, *Écrits et propos sur l'art*, Hermann, Paris, 1972, pp. 67, 301, 199.
Georgia O'Keefe, The Viking Press, Penguin Books, New York, 1976, s.p.
PIGNON, Édouard, *La Quête de la Réalité*, Éditions Denoël, Paris, 1966, p. 94.
LOBSANG RAMPA, T., *Les Secrets de l'Aura*, Éditions J'ai Lu, Paris, 1971, p. 38.
REZNIKOFF, Dominique, *Les Cavaliers de la Soif*, Éditions Albin Michel, Paris, p. 162.
TOURNIER Michel, *Sept Contes*, Gallimard, Folio Junior, Paris, 1984, p. 24.
VAN GOGH, Vincent, cité dans PICKVANCE, Ronald. *Van Gogh en Arles*, Skira, Genève, 1985, p. 74.

LISTE DES RÊVES ÉVEILLÉS

TABLE

« *Spiritualités vivantes* »
Collection fondée par Jean Herbert
au format de poche

1. *La Bhagavad-Gitâ*, de Shrî AUROBINDO.
2. *Le Guide du Yoga*, de Shrî AUROBINDO.
3. *Les Yogas pratiques (Karma, Bhakti, Râja)*, de Swâmi VIVEKÂNANDA.
4. *La Pratique de la méditation*, de Swâmi SIVANANDA SARASVATI.
5. *Lettres à l'Ashram*, de GANDHI.
6. *Sâdhanâ*, de Rabindranâth TAGORE.
7. *Trois Upanishads (Ishâ, Kena, Mundaka)*, de Shrî AUROBINDO.
8. *Spiritualité hindoue*, de Jean HERBERT.
9. *Essais sur le Bouddhisme Zen*, première série, de Daizetz Teitaro SUSUKI.
10. — *Id.*, deuxième série.
11. — *Id.*, troisième série.
12. *Jnâna-Yoga*, de Swâmi VIVEKÂNANDA.
13. *L'Enseignement de Râmakrishna*, paroles groupées et annotées par Jean HERBERT.
14. *La Vie divine*, tome I, de Shrî AUROBINDO.
15. — *Id.*, tome II.
16. — *Id.*, tome III.
17. — *Id.*, tome IV.
18. *Carnet de pèlerinage*, de Swâmi RAMDAS.
19. *La Sagesse des Prophètes*, de Muhyi-d-dîn IBN 'ARABÎ.
20. *Le Chemin des Nuages blancs*, d'ANAGARIKA GOVINDA.
21. *Les Fondements de la mystique tibétaine*, d'ANAGARIKA GOVINDA.
22. *De la Grèce à l'Inde*, de Shrî AUROBINDO.
23. *La Mythologie hindoue, son message*, de Jean HERBERT.
24. *L'Enseignement de Mâ Ananda Moyî*, traduit par Josette HERBERT.

Nouvelles séries dirigées par
Marc de Smedt

25. *La Pratique du Zen*, de Taisen DESHIMARU.
26. *Bardo-Thödol. Le Livre tibétain des morts*, présenté par Lama ANAGARIKA GOVINDA.
27. *Macumba. Forces noires du Brésil*, de Serge BRAMLY.
28. *Carlos Castaneda. Ombres et lumières*, présenté par Daniel C. NOËL.
29. *Ashrams. Grands Maîtres de l'Inde*, d'Arnaud DESJARDINS.
30. *L'Aube du Tantra*, de Chogyam TRUNGPA et H. V. GUENTHER.
31. *Yi King*, adapté par Sam REIFLER.
32. *La Voie de la perfection, l'enseignement secret d'un maître kurde en Iran*, de BAHRÂM ELÂHI.
33. *Le Fou divin. Yogi tantrique tibétain du XVIe siècle*, de Drukpa KUNLEY.
34. *Santana, l'enseignement de Maître Goenka en Inde*, de Dominique GODRÈCHE.
35. *Dialogues avec Lanza del Vasto*, par René DOUMERC.
36. *Techniques de méditation et pratiques d'éveil*, de Marc de SMEDT.

37. *Le Livre des secrets*, de BHAGWAN SHREE RAJNEESH.
38. *Zen et arts martiaux*, de Taisen DESHIMARU.
39. *Traité des Cinq Roues (Gorin-no-Sho)*, de Miyamato MUSASHI.
40. *La Vie dans la vie. Pratique de la philosophie du sâmkhya d'après l'enseignement de Shrî Anirvân*, de Lizelle REYMOND.
41. *Satori. Dix ans d'expérience avec un Maître Zen*, de Jacques BROSSE.
42. *Discours et sermons*, de HOUEÏ-NÊNG, traduit par Lucien HOULNÉ.
43. *Tao Te King*, de LAO TSEU.
44. *Questions à un Maître Zen*, de Taisen DESHIMARU.
45. *Les Contes des arts martiaux*, recueillis par Pascal FAULIOT et présentés par Michel RANDOM.
46. *Essais sur les mystiques orientales*, de Daniel ODIER et Marc de SMEDT.
47. *Zen et vie quotidienne*, de Taisen DESHIMARU.
48. *Le Désert intérieur*, de Marie-Madeleine DAVY.
49. *La Sagesse de l'éveil*, textes présentés par Marc de SMEDT.
50. *L'Esprit guide, entretiens avec Karlfried Durckheim*, par Frantz WOERLY.
51. *Les Appeleurs d'âmes. L'Univers chamanique des Indiens des Andes*, de Sabine HARGOUS.
52. *Le Chemin de la Lumière, la Voie de Nur Ali Elâhi*, par BAHRÂM ELÂHI.
53. *L'Art de la réalisation*, de CHANDRA SWAMI.
54. *Le Trésor du Zen*, de Maître DOGEN, traduit et commenté par Taisen DESHIMARU.
55. *Aphorismes*, de TCHOUANG TSEU, présentés par Marc de SMEDT.
56. *L'Esprit caché de la liberté*, de Tarthang TULKU.
57. *Métanoia. Phénomènes physiques du mysticisme*, d'Aimé MICHEL.
58. *L'Enseignement de Ramana Maharshi*, traduit par A. DUPUIS, A. PERRELI et J. HERBERT.
59. *Le Bol et le Bâton*, cent vingt contes Zen racontés par Maître Taisen DESHIMARU.
60. *Traité de l'amour*, d'Ibn 'ARABÎ, introduction, traduction de l'arabe et notes de Maurice GLOTON.
61. *L'Évangile de Thomas*, traduit et commenté par Jean-Yves LELOUP.
62. *L'Enseignement du Dalaï-Lama*, de Tenzin GYATSO, traduit par G. TULKU, G. DREYFUS et A. ANSERMET.
63. *La Montagne vide, anthologie de la poésie chinoise*, traduction de Patrick CARRÉ et Zéno BIANU.
64. *Mystères de la sagesse immobile*, de Maître TAKUAN, traduction et présentation de Maryse et Masumi SHIBATA.
65. *La Sagesse du désert, aphorismes des Pères du désert*, de Thomas MERTON, traduction de Marie TADIÉ.
66. *La Pratique du yoga intégral*, de Shrî AUROBINDO, textes groupés, traduits et préfacés par Jean HERBERT.
67. *L'Autre Rive*, textes fondamentaux du Zen commentés par Maître Taisen DESHIMARU. Présentation par Evelyn de SMEDT.
68. *Méditation et santé selon les traditions et médecines chinoises*, de Gérard EDDE.
69. *Métaphysique et psychologie*, de Shrî AUROBINDO.
70. *Le Mesnevi, 150 contes soufis*, de DJÂLAL AL-DÎN RÛMÎ.

71. *Initiation et sagesse des contes de fées*, de Dennis BOYES.
72. *Initiation aux Livres des Morts égyptiens*, de Fernand SCHWARZ.
73. *Ivre de Tao. Li Po, voyageur, poète et philosophe, en Chine, au VIIIe siècle*, textes réunis et présentés par Daniel GIRAUD.
74. *Futuwah, traité de chevalerie soufie*, traduit et introduit par Faouzi SKALI.
75. *Qui suis-je ? La quête sacrée*, par Jean KLEIN.
76. *L'Évangile de Jean*, traduit et commenté par Jean-Yves LELOUP.
77. *Les Secrets du Soi*, suivi par *Les Mystères du Non-Moi*, de Mohammad IQBAL.
78. *L'Arbre de Vie. Introduction à la Cabale*, de Z'ev Ben Shimon HALEVI.
79. *Le Livre des œuvres divines (Visions)*, de Hildegarde de BINGEN, présenté et traduit par Bernard GORCEIX.
80. *Instructions fondamentales. Introduction au bouddhisme Vajrayana*, de Kalou RINPOTCHE.
81. *Le Prophète*, de Khalil GIBRAN.
82. *La Paix monastique*, de Thomas MERTON.
83. *Le Fou et le Créateur*, de Daniel PONS.
84. *Zen et christianisme*, d'Evelyn de SMEDT.
85. *Le Livre divin*, de Fariddudine ATTAR.
86. *Écrits sur l'hésychasme*, de Jean-Yves LELOUP.
87. *Le Sable et l'Écume*, de Khalil GIBRAN.

« *Spiritualités vivantes* »

grand format

L'Expérience du Zen, de Thomas HOOVER.
Soleil de prières, anthologie de prières du monde entier, de Sylvie RUEFF.
L'Église et les religions ou le désir réorienté, du père Jacques VIDAL.
Rubâi'yât, de Djalâl-ad-Dîn RÛMÎ.
La Voie soufie, de Faouzi SKALI.
Musique et extase, l'audition mystique dans la tradition soufie, de Jean DURING.
Enseignements essentiels, du Dalaï Lama, Prix Nobel de la Paix.
Thomas Merton, un trappiste face à l'Orient, de Gilles FARCET.
Rencontres avec Carlos Castaneda et Pachita la guérisseuse, de Maurice COCAGNAC.

Album « *Spiritualités vivantes* »

Offrande, texte et photos de Daniel PONS.

« *Espaces libres* »
Collection dirigée par Marc de Smedt
au format de poche

1. *Éloge du Silence,* de Marc de SMEDT.
2. *L'Érotisme et le Sacré,* de Philippe CAMBY.
3. *L'Aura. Le corps de lumière,* de David TANSLEY.
4. *La mort est une autre naissance,* collectif avec une préface de Marc ORAISON.
5. *La Magie des plantes,* de Jacques BROSSE.
6. *L'Esprit des jeux,* de Marc de SMEDT, Jean-Michel VARENNE et Zéno BIANU.
7. *Sourates,* de Jacques LACARRIÈRE.
8. *Les Ages de la vie,* de Christiane SINGER.
9. *Je m'appelle toi,* de Jacques SALOMÉ.
10. *Henry Thoreau, l'éveillé du Nouveau Monde,* de Gilles FARCET.
11. *Zen et Self control,* de Taisen DESHIMARU et Yujiro IKEMI
12. *Les médecines sacrées,* de Claudine BRELET-RUEFF.
13. *Le symbolisme du corps humain,* d'Annick de SOUZENELLE.
14. *Vivre mieux et guérir par les couleurs,* d'Andrée SCHLEMMER.

« *L'Expérience intérieure* »
Collection dirigée par Marc de Smedt

Traversée en solitaire, de Marie-Madeleine DAVY.
Le Jeu de l'amour et de la sagesse, de Denise DESJARDINS.
Sur la barque du temps, de Jean E. CHARON.
A la recherche du christianisme perdu, de Jacob NEEDLEMANN.
Journal d'une guérison spirituelle, de Nancy AMPHOUX.
Le Maître d'âme, de Christian CHARRIÈRE.

« *Paroles vives* »
Collection dirigée par Jean Mouttapa et Marc de Smedt

Le Jardinier, de Roger BICHELBERGER.
Jésus fils de l'homme, de Khalil GIBRAN.
Parole du passant, de Jean SULIVAN.
De miel et de fiel, d'Alain CHAPELLIER.

Hors collection

Écrits de Sénanque, de Emmanuel MUHEIM.
Le Rire du Tigre, de Marc de SMEDT.
Gurdjieff et A. R. Orage en Amérique, de Louise WELCH.
Pour une vie ardente, mille pensées de sagesse, de Georges ROUX.

Entre source et nuage, la poésie chinoise réinventée, de François CHENG.
Revivre nos vies antérieures, de J.-L. SIEMONS.
Mourir pour renaître, de J.-L. SIEMONS.
Cimes. Extase et sport de l'extrême, de R. SCHULTHEIS.
Le Dernier Tableau de Wang Wei, de A. BUISSET.
Musique et extase. L'audition mystique dans la tradition soufie, de Jean DURING.
Rien qu'un sac de peau. Le Zen et l'Art de Hakuin, de maître HAKUIN.
La Planète bleue, de M.-J. GROJEAN.
Enseignements essentiels, du DALAÏ-LAMA, prix Nobel de la Paix.
Les Arts martiaux et l'art du management, de Robert PATER.
Thomas Merton, un trappiste en Orient, de Gilles FARCET.
L'Église et les religions ou le désir réorienté, du père Jacques DUVAL.
L'Homéopathie : un combat scientifique, de Christian BOIRON et Jean REMY.
Votre bébé est le plus beau des mammifères, de Michel ODENT.

Revue « *Question de* »

60. *Alexandra David Neel.*
61. *Tibet. Une culture en exil.*
62. *Astrologies indienne, arabe, chinoise et occidentales.*
63. *Racines et secrets de la franc-maçonnerie.*
64. *Psychologies transpersonnelles.*
65. *L'Esprit des hauts lieux.*
66. *Les Ermites.*
67. *La Méditation.*
68. *L'Apocalypse de Jean.*
69. *La Prière.*
70. *Les Demeures du sacré. Pour une architecture initiatique.*
71. *La Mort et ses destins.*
72. *La Structure absolue. Raymond Abellio.*
73. *Le Lieu du Temple. Géographie sacrée et initiation.*
74. *Prophètes d'aujourd'hui.*
75. *Méditer et agir.*
76. *Nouvelles émergences.*
77. *Anthologie de l'extase.*
78. *Le Maître de Nô. Armen Godel.*
79. *L'Enracinement et l'ouverture. Jean-Yves Leloup.*
80. *Le Sacrement de l'Instant. Présence de Jean Sulivan.*
81. *Karlfried Graf Durckheim.*
82. *L'Esprit visionnaire.*
83. *Khalil Gibran, poète de la sagesse.*

La reproduction photomécanique,
l'impression et le brochage de ce livre
ont été effectués par l'Imprimerie Bussière
à Saint-Amand (Cher)
pour les Éditions Albin Michel

Achevé d'imprimer en décembre 1990.
N° d'édition 11447. N° d'impression : 3564.
Dépôt légal : janvier 1991.